DE LA PROPAGATION

DES

INFLAMMATIONS DU PÉRITOINE

AUX PLÈVRES

ET RÉCIPROQUEMENT

Par le Docteur

EMILE BLANC

MEMBRE DE LA SOCIÉTÉ MÉDICALE D'ÉMULATION,
INTERNE DES HOPITAUX DE MARSEILLE

Si les expériences ne sont pas dirigées
par la théorie, elles sont aveugles. Et si
la théorie n'est pas soutenue par les expériences, elle devient aveugle et incer-
taine.

(BACON)

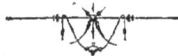

LYON

IMPRIMERIE A. WALTENER ET Cie
14, RUE BELLECORDIÈRE, 14

—

1881

DE LA PROPAGATION

DES

INFLAMMATIONS DU PÉRITOINE

AUX PLÈVRES

ET RECIPROQUEMENT

Par le Docteur

EMILE BLANC

MEMBRE DE LA SOCIÉTÉ MÉDICALE D'ÉMULATION,
INTERNE DES HOPITAUX DE MARSEILLE

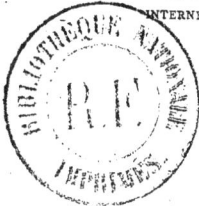

> Si les expériences ne sont pas dirigées
> par la théorie, elles sont aveugles. Et si
> la théorie n'est pas soutenue par les ex-
> périences, elle devient aveugle et incer-
> taine.
>
> (BACON)

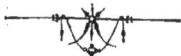

LYON

IMPRIMERIE A. WALTENER ET Cie

14, RUE BELLECORDIÈRE, 14

—

1881

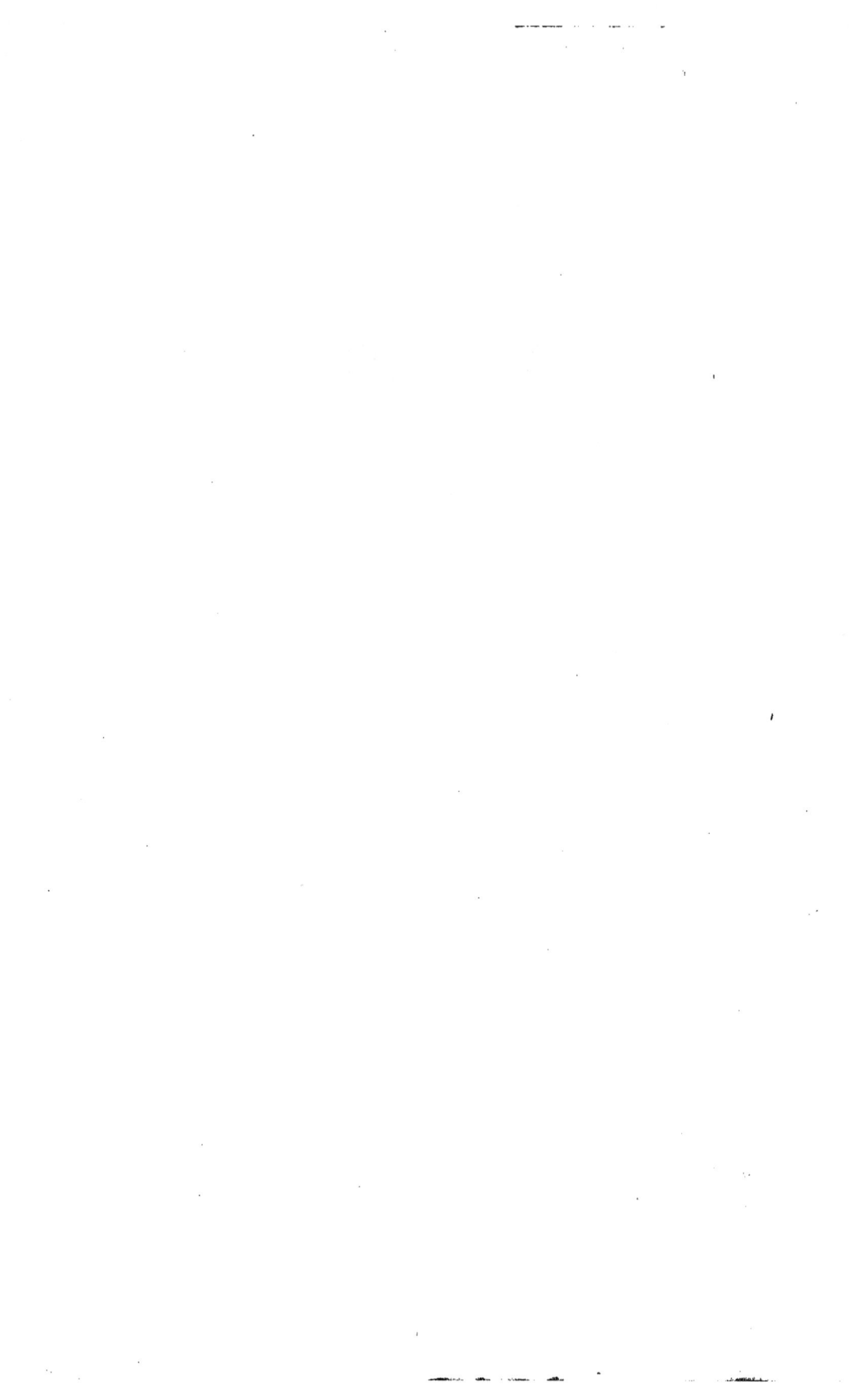

A MON PÈRE ET A MA MÈRE

A MON ONCLE L'ABBÉ BLANC

A MES ONCLES ET A MES TANTES

A TOUS MES PARENTS

INTRODUCTION

Le sujet qui fait l'objet de notre travail n'est pas nouveau en tant que constatation patholo-gique, puisque une observation de ce genre est citée déjà dans les écrits de Joseph Franck.

Bien des fois, depuis, l'autopsie a montré, à côté d'une altération de telle ou telle nature de la plèvre ou du péritoine, une altération ana-logue de la séreuse adjacente. Mais cette alté-ration a presque toujours été considérée, comme une manifestation du même état général, qui présidait à l'évolution de la première maladie.

Les indications nouvelles publiées par différents auteurs dans ces dernières années, les progrès récents de l'histologie, ont permis ou vont nous permettre d'établir dans bien des cas, entre ces pleurésies et ces péritonites se compliquant mutuellement, une véritable relation de cause à effet, et de donner de ce phénomène pathologique une explication suffisante et plausible.

Dans une première partie de notre travail, nous nous sommes occupé de l'historique de la question, et des considérations anatomiques qu'elle comporte.

Dans une seconde partie, nous avons classé nos observations en plusieurs groupes, et chacun de ces groupes a trait à un genre spécial d'inflammation, celle-ci étant comprise à son point de vue le plus large : inflammation aigüe simple d'abord ; inflammation purulente ensuite ; et enfin inflammations chroniques. Ces dernières se rapportent tout spécialement aux inflammations tuberculeuses, sur lesquelles d'ailleurs nous allons nous étendre plus longuement.

Une dernière partie enfin comprend la pathogénie et le diagnostic.

Je remercie M. Lépine de m'avoir fait l'honneur de présider ce travail, honneur auquel je suis d'autant plus sensible, qu'il a lui-même contribué, un des premiers, à éclaircir cette question délicate.

Mes plus vifs sentiments de gratitude sont réservés à M. Perroud, pour la bienveillance avec laquelle il m'a guidé dans cette étude, et a mis à ma disposition son service et ses nombreuses observations.

I

Historique

Les altérations diverses de la plèvre et du péritoine, et des séreuses en général, étaient complètement inconnues des anciens.

Au XVIᵉ et au XVIIᵉ siècles, des notions plus pré-
cises commencent à se faire jour. Morgagni publie
quelques observations suivies d'autopsie, où il trouva
des « toiles membraneuses fines » à la surface du péritoine tapissant le diaphragme, mais ne signale rien
du côté des plèvres.

Franck Joseph décrit, sous le nom de *diaphragmite*, une affection ressemblant presque de tous
points à une pleurésie diaphragmatique. Il signale,
dans quelques autopsies de ce genre, des lésions con-
commitantes de la plèvre et du péritoine adjacent.

Les travaux ultérieurs de l'école anatomo-patholo-
gique, chercheront à déterminer les différentes cau-

ses, les variétés de la pleurésie et de la péritonite dès lors certaines. Le tubercule (Louis) commence à prendre dans ces inflammations la place qui lui est due.

Andral, qui nous a laissé sur la pleurésie diaphragmatique quelques observations remarquables, rapporte un cas de pleurésie purulente gauche, accompagnée de la formation du côté de l'abdomen d'un abcès assez volumineux communiquant avec la poche pleurale par une perforation du diaphragme. Il se demande si ce fait est dû au simple ramollissement musculaire ou s'il y a lieu là à une véritable diaphragmite.

Larrey, le premier, dans son article *Foie*, du dictionnaire encyclopédique des sciences médicales en 60 volumes, fait remarquer que l'inflammation de l'enveloppe séreuse du foie reste bien quelquefois isolée, mais que généralement elle tend plutôt à se propager au parenchyme des organes voisins et à la séreuse qui les recouvre : « C'est ainsi, dit-il, qu'on a remarqué des gastrites, des pleurésies. » Et il ajoute que ces péritonites circonscrites pouvaient reconnaître pour cause des pleurésies. Comment et pourquoi se produit cette propagation inflammatoire? C'est ce que l'auteur ne tente pas d'expliquer.

Voici ce que dit Broussais (1) à propos des complications de la pleurésie. « L'abdomen est prédisposé à « la phlogose, par toutes les longues souffrances des « organes respiratoires ; c'est quelquefois dans sa

_____

(1) Histoire des phlegmasies, 1808.

« membrane séreuse qu'il reçoit l'influence phlogis-
« tique des inflammations de la plèvre, et celle-ci
« peut à son tour devenir malade sans qu'on en
« trouve d'autre cause que l'affection du péritoine ;
« j'en ai recueilli pour mon compte plusieurs exem-
« ples. La pleurésie chronique peut donc être consi-
« dérée comme une prédisposition à la péritonite et
« vice versà. » L'inflammation chronique d'un tissu,
d'après lui, expose les tissus analogues à subir la
même influence phlogistique, quoique appartenant à
des appareils différents. « C'est ainsi, dit-il, que, dans
le catarrhe et la pneumonie, nous avons vu souvent
l'irritation se transmettre à la muqueuse gastrique. »
En un mot, c'est la théorie de la sympathie.

Dans une des observations de Broussais, on trouve
un cas de péritonite chronique offrant tous les symptômes de la péritonite tuberculeuse. A l'autopsie, le
péritoine s'est montré recouvert de membranes
granuleuses ; le poumon était sain, mais les plèvres
offraient des adhérences récentes gélatineuses, surtout dans leur portion diaphragmatique.

Guéneau de Mussy, dans les nombreuses observations qu'il a publiées sur la pleurésie diaphragmatique, cite des faits où la pleurésie est restée tout le
temps localisée aux plèvres ; d'autres où ayant débuté
par la plèvre costo-pulmonaire, elle a envahi plus tard
le diaphragme. Il a vu enfin la complication porter
sur le péricarde, et, dans un cas même, sur le péritoine.

Quoique cité par plusieurs auteurs, le fait de la
propagation possible de l'inflammation du péritoine

aux plèvres et réciproquement n'a donc, en somme, été signalé jusqu'ici qu'en passant et comme une ra-reté pathologique. Les recherches récentes et les ob-servations publiées depuis vont nous permettre de considérer la question sous une nouvelle face.

Lorsque certains néoplasmes, tubercules, cancer, sont parvenus à envahir un des feuillets de la plèvre, ils déterminent souvent sur le feuillet opposé une production de nodosités de même nature, alors que le reste de la séreuse est complètement sain ; voilà ce qu'à plusieurs reprises remarque Virchow (1). Il explique cette anomalie apparente en invoquant une sorte de contagion par contiguïté. Des faits analogues sont rapportés par M. Lépine (2) à propos du cancer du sein et du tubercule pulmonaire. Il signale, de plus, une localisation remarquable de ce dernier sur la plèvre pariétale. Les granulations, en effet, malgré que la production de mauvaise nature siège souvent assez haut sur la séreuse, se montrent en plus grande quantité sur la plèvre diaphragmatique, tout autour du foliole fibreux du diaphragme, à l'endroit où cessent les fibres musculaires. Est-ce dû à une plus grande abondance des lymphatiques en ce point ?

Un cas intéressant de péritonite aigüe, survenant après la ponction d'une pleurésie gauche, est observé par M. Villemin (3) en 1873. Il crut un instant à une évolution tuberculeuse dans les deux séreuses ; mais cette acuïté le surprit et l'autopsie lui prouva, en

(1) *Traité des tumeurs*, 1868.
(2) *Société de biologie*, 1869.
(3) *Revue des sciences médicales* 1873.

effet, que c'était simplement une inflammation propagée de la plèvre au péritoine. M. Hérard dit aussi avoir observé deux cas de péritonite mortelle après l'opération de l'empyème.

Les exemples se sont multipliés ces dernières années (cas de Charcot, de Lancereaux). Caillette (thèse 1874) cite deux faits de pleurésie chronique suivie de péritonite mortelle; la propagation paraîtrait se faire, dit-il, par l'intermédiaire des lymphatiques de la région.

Foix (thèse 1874) Hilton Fagge (1) ont publié de nombreuses observations de péritonites circonscrites à la partie supérieure de l'abdomen, et dans lesquelles il y a presque toujours eu complication de pleurésie.

Il n'est pas très étonnant, d'ailleurs, que dans ces péritonites chroniques, le travail morbide ait fini par altérer la séreuse diaphragmatique adjacente.

M. Laroyenne (2) en 1877 attire l'attention sur un autre ordre de faits. Il s'agit de la pleurésie qui vient si souvent compliquer la péritonite aigüe d'origine puerpérale, et que Charrier (3) considérait comme une manifestation du même état général. Aussi ce dernier l'avait-il appelée: *fièvre puerpérale à forme thoracique*. M. Laroyenne a prouvé qu'il se produisait là une extension pure et simple du travail morbide à travers le diaphragme. Une observation de ce genre

(1) *Gug's hospital repports*, 1873.
(2) *Lyon médical* 1877.
(3) *Relation d'une épidémie de fièvre puerpérale à la Maternité de Paris*, 1855.

avait été citée par Pitres en 1875. Lancereaux est revenu sur ce sujet quelques années plus tard (1879).

Vers la même époque à peu près on signale ce
phénomène de propagation, dans les cas de pleurésies
et péritonite tuberculeuses. M. Tripier en a observé
plusieurs exemples. Plusieurs fois aussi M. Perroud a
a vu dans ses salles d'enfants cette propagation de la
lésion primitive s'effectuer sous ses yeux, c'est d'ailleurs ce qui a déterminé notre travail.

Les dernières recherches de Ranvier, Debove, Re-
naut, Troisier, etc., sur les lymphatiques et l'évolution des tubercules des séreuses, nous aideront à
trouver la voie probable qui fait communiquer les
deux grandes séreuses splanchniques, et les rend en
quelque sortes solidaires l'une de l'autre, de tout travail morbide qui s'accomplit dans leur sein.

Considérations anatomiques

La région qui est le siège des phénomènes pathologiques que nous allons développer dans notre sujet,
est essentiellement constituée par une cloison à la fois
musculaire et tendineuse, qui préside, par ses con-
tractions alternatives, à une des fonctions les plus né-
cessaires à la vie, à la respiration.

Cette cloison mobile sépare les deux grandes cavités
splanchniques du tronc ; thorax et abdomen. Sur chacune de ses faces, viennent s'appliquer les séreuses
qui tapissent ces cavités, c'est-à-dire la plèvre et le
péritoine. Le diaphragme, c'est le nom que porte la
cloison, tire de sa situation une importance qui n'a
d'égale, que la tâche qui lui incombe dans l'acte de
la vie.

Nous allons exposer le plus rapidement possible
les rapports de ce muscle, nous proposant d'insister

sur ceux qui peuvent être utiles à la clarté de notre exposition.

Le diaphragme prend ses points d'insertion sur toute la circonférence de la base du thorax, et vient par une expansion aponévrotique centrale, prendre un point d'appui solide sur le feuillet fibreux du péricarde. Le trajet des fibres musculaires ainsi que l'avait déjà remarqué P. Bérard n'est pas direct, et si nous les suivons de leur point d'insertion centrale, vers la périphérie, nous les voyons suivre d'abord la direction horizontale de cette partie centrale, se couder dans le voisinage des côtes, pour s'appliquer dans le reste de leur trajet aux parois du thorax. Aussi en résulte-t-il un véritable dôme à parois contractiles, et dont la convexité s'incline obliquement en arrière.

L'insertion mobile du muscle est située à la périphérie. Elle se fait : 1º sur les côtés : à la face interne et au bord supérieur des six dernières côtes, par des digitations entrecroisées avec des digitations analogues du muscle transverse ; 2º en arrière : sur le corps des deux premières vertèbres lombaires, par deux petites colonnes, piliers du diaphragme, qui s'entrecroisent en partie et forment deux orifices livrant passage à l'aorte d'un côté, à l'œsophage de l'autre. L'insertion se continue en arrière, sur l'apophyse transverse de la première vertèbre lombaire, et le ligament cintré du diaphragme.

En avant, deux faisceaux triangulaires montent obliquement de l'appendice xyphoïde, vers la partie médiane du tréfle aponévrotique : du tissu cellulaire assez abondant sépare ces deux faisceaux, établissant ainsi une communication entre les tissus connectifs des séreuses avoisinantes. Sappey décrit en dehors de ces petits muscles, deux autres faisceaux qui suivent à peu près le même trajet, mais ces derniers manqueraient souvent, et les deux séreuses seraient alors en rapport immédiat, dans une étendue variable de 3 à 6 centimètres.

L'insertion fixe du diaphragme, beaucoup moins étendue que la précédente, est représentée par le centre phrénique, autrement dit: *trèfle aponévrotique*, situé à 14 ou 15 centimètres au-dessus du point le plus déclive de l'insertion périphérique du muscle. Les trois folioles qui le constituent ne sont autres que l'expansion tendineuse de toutes les fibres musculaires, que nous avons vues partir de la base du thorax. Son plus grand diamètre est transversal. Des trois folioles la droite est la plus étendue, entre elle et la moyenne se trouve l'orifice qui donne passage à la veine cave inférieure; cette dernière adhère entièrement à ses bords.

Chacune des faces du muscle est en rapport avec des séreuses. Sur la face supérieure et de chaque côté viennent s'appliquer les plèvres ; sur la partie médiane s'implante le feuillet fibreux du péricarde, qui répond par sa base au centre aponévrotique du diaphragme, et un peu à ses fibres charnues à gauche. Il est surtout adhérent au niveau de la foliole moyenne et de la foliole gauche. Le diamètre de cette base est de 12 à 13 centimètres.

Après avoir tapissé la face profonde des côtes, la plèvre se réfléchit au niveau des insertion costales du

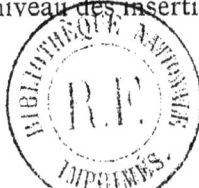

2

diaphragme, coiffe la face supérieure de ce muscle, à l'exception toutefois du centre phrénique adhérent au péricarde, se réfléchit une seconde fois au niveau du feuillet fibreux du péricarde, pour se continuer avec la plèvre médiastine. Le point de réflexion, de la plèvre costale sur le diaphagme porte le nom de *Cul-de-sac inférieur* de la plèvre ou de sillon *costo-diaphragmatique*. Ce cul-de-sac part de l'appendice xyphoïde, et suit comme les insertions costales du diaphragme, un trajet oblique en bas et en arrière jusqu'à la 12e côte qu'il dépasse même de 1 centimètre. A ce niveau les plèvres costales et diaphragmatique, sont juxtaposées dans une étendue d'autant plus grande que le poumon est lui-même plus rétracté, plus en expiration. Pendant l'inspiration, le poumon descend dans le sillon costo-diaphragmatique, sans le remplir complètement cependant, à l'expiration la lame pulmonaire remonte, le cul-de-sac devient libre, et les deux feuillets de la plèvre peuvent de nouveau se juxtaposer. Sappey estime à 7cm la hauteur à laquelle le poumon s'élève dans une expiration forcée; elle serait de 13cm pour Cloquet et Malgaigne.

- La face concave du diaphragme est tapissée par le péritoine. Ce dernier se réfléchit après avoir recouvert le muscle, sur les gros viscères de la partie supérieure de l'abdomen, estomac, foie, rate, et forme à ces organes, privés d'un point d'appui solide, une série d'anses qui les maintiennent comme suspendus à la voûte respiratoire. Certaines portions de ces viscères, à l'endroit où les deux séreuses s'écartent pour les envelopper, sont un contact direct avec le diaphragme. Quoique plus dense ici que dans les autres points, le tissu-cellulaire sous-péritonéal permet un décollement facile.

Les artères diaphragmatiques fournies par la mammaire interne, l'aorte abdominale et un peu aussi par les intercostales, se ramifient dans le tissu connectif sous-séreux, et viennent s'épuiser autour des faisceaux musculaires en mailles rectangulaires, formées de capillaires très délicats. Le veines sui-vent le trajet des artères.

Les nerfs sont fournis par le plexus cervical et le grand sympathique.

Lymphatiques. — Le diaphragme est un des muscles striés le plus riche en lymphatiques. Ces vaisseaux, signalés par O. Rudbeck et décrits par Nuck, naissent à la fois de la portion tendineuse et de la portion charnue du muscle. La première est mieux partagée en capillaires lymphatiques ; ils sont là plus volumineux et partant plus faciles à injecter. A mesure qu'on s'éloigne de l'attache des fibres mus-culaires pour se rapprocher de la périphérie l'injec-tion devient de plus en plus difficile, puis tout à fait impossible. Les petits troncs lymphatiques marchent parallèlement aux faisceaux charnus. Ils communi-quent entre eux, dans leur trajet, par une foule de capillaires dirigés transversalement, en formant autour de ces fascicules un réseau à mailles serrées. Tout fait supposer qu'un réseau capillaire semblable, mais plus délicat, enlace les fibres qui composent chaque fascicule ; et probablement chaque fibre élémentaire est à son tour baignée, par un réseau de

lacunes et de capillicules duquel partent les capillaires. Le mode d'origine des lymphatiques est d'ailleurs
partout le même. Tous ces vaisseaux aboutissent à
4 troncs principaux : deux antérieurs, l'un droit,
l'autre gauche, et deux postérieurs. Les premiers
traversent les ganglions situés en avant et sur les
côtés de la base du péricarde, pour accompagner
ensuite les vaisseaux mammaires internes. Les deux
postérieurs se portent en bas en arrière et en dedans
pour traverser l'un des ganglions lymphatiques qui
entourent l'œsophage et se jeter dans le canal thoracique.

Les séreuses adjacentes ont-elles des lymphatiques
propres ? Il serait étonnant qu'elles n'en possèdent
pas, la cavité qu'elles circonscrivent, représentant
d'après les récentes découvertes de véritables sacs
lymphatiques. Sappey les a niées assez longtemps
cependant, faisant de ces vaisseaux lymphatiques une
dépendance du tissu sous-jacent.

Les séreuses possèdent réellement des lymphatiques ; leur trame, outre les vaisseaux capillaires sanguins, est creusée de lacunes, de canaux que le sang
ne traverse pas, et qui représentent incontestable-
ment tout autant de capillaires lymphatiques à
épithelium continu, capillaires disposés en réseaux,
généralement superficiels. (Voir plus loin épithélium
des séreuses).

III

Observations cliniques

De toutes les altérations qui peuvent frapper la plèvre et le péritoine, l'inflammation est évidemment la plus commune. Ici comme partout elle se manifeste sous deux formes principales : une inflammation à marche aiguë, qui peut à son tour être simple ou purulente, et une inflammation à marche chronique.

Ce mode d'évolution peut s'effectuer en tous points de la séreuse, nous le retrouverons donc au niveau de la plèvre diaphragmatique, comme sur le péritoine adjacent, et, pour l'une comme pour l'autre, nous aurons à étudier le genre d'influence exercé par le travail morbide sur la séreuse avoisinante ; influence que Broussais expliquait par la similitude de tissu, la sympathie, mais que l'anatomie et l'Histologie permettent aujourd'hui de concevoir plus scientifiquement et plus clairement.

De l'inflammation aiguë simple propagée
à travers le diaphragme

Ce n'est pas souvent que la péritonite aiguë fran-
che, constituant une maladie bien localisée, compte
la pleurésie au nombre de ses complications. Mais
d'un autre côté, la péritonite comme conséquence de
la pleurésie aiguë sans contact direct du pus ou de la
sérosité avec la cavité péritonéale, sans perforation
du diaphragme, est un phénomène plus rare encore
peut-être.

Déjà en 1856 Peter (1) publiait une très-intéres-
sante observation de propagation inflammatoire aiguë
du péritoine aux plèvres. Il expliquait le fait par le
voisinage, dans la région diaphragmatique, du tissu
cellulaire appartenant aux deux séreuses, et par les
nombreuses anastomoses de leurs vaisseaux sanguins
respectifs. Les exemples se sont répétés depuis que
l'attention a été attirée sur ce point.

(1) *Gazette médicale des hôpitaux.*

Il semblerait cependant, vu la fréquence des pleuré--
sies et des péritonites aiguës, que ce processus morbide
dût être plus fréquent encore qu'il n'est réellement.
Foix, dans sa thèse, cite une quarantaine d'observations de péritonite circonscrite à la partie supérieure
de l'abdomen, dont 9 à 10 sont relatives à des cas
aigus ; deux ou trois fois seulement l'inflammation a
franchi la cloison diaphragmatique. La forme chronique s'accompagne beaucoup plus souvent de propagation.

Dans les 33 cas de pleurésie diaphragmatique
aiguë, primitive ou secondaire, que G. Hermil signale
dans son travail, deux fois seulement il y eut complication de péritonite.

Avec l'acuïté du processus pathologique, qui probablement joue un certain rôle, il faut donc tenir
compte d'un autre élément tout à fait inconnu dans
son essence : c'est la prédisposition individuelle. Chez
certains individus, en effet, le système lymphatique
répond avec une facilité extrême à toute cause irritante, tandis que chez d'autres il paraît jouir d'une
immunité considérable.

Voici quelques cas types de cette espèce de propagation.

OBSERVATION I. — PÉRITONITE AIGUE CONSÉCUTIVE A
UNE PLEURÉSIE AIGUE A FRIGORE

(Vautrain, thèse 1871. Montpellier)

Le nommé Laloque, soldat au 87ᵉ de ligne, âgé de 20 ans,
entre le 9 mai 1871 à l'hôpital S. Eloi. Aucun antécédent
héréditaire à signaler. Depuis deux jours il ressent, dit-il,

une violente douleur dans le côté gauche qui l'empêche de respirer.

A sa rentrée on constate : dyspnée considérable, pouls plein et fréquent (130 puls.), langue chargée, peau chaude, température 39°, 5. Le malade accuse une vive douleur dans le côté gauche, s'irradiant en tous sens autour du mamelon; la pression la rend insupportable. La toux peu fréquente est pénible à cause du point de côté.

La percussion de la poitrine donne à droite de la sonorité en avant comme en arrière, excepté sur l'étendue d'un décimètre carré à la base et sur le côté, où l'on trouve de la matité. La respiration, un peu rude et exagérée à ce niveau, est normale dans le reste du poumon.

A gauche et en arrière, il existe tous les signes d'un épanchement, occupant la moitié inférieure de la poitrine, et du bruit skodique en avant sous la clavicule.

10 mai. — La dyspnée est moins intense, le point de côté moins violent. Un peu de diarrhée. temp. 38°, 4. Du côté gauche il y a toujours du souffle, de la matité, celle-ci est un peu plus accentuée cependant, et absence des vibrations vocales.

11 et 12. — L'amélioration continue, la respiration est plus facile.

13. — La nuit a été mauvaise. Au matin, violentes douleurs abdominales avec vomissements. Le facies exprime la souffrance. Le malade couché sur le dos fléchit les cuisses sur le bassin; le ventre est très-douloureux à la pression, surtout au-dessus de l'ombilic et dans les hypochondres. temp. 39°, 4.

14. — Facies hippocratique. Respiration superficielle et très accélérée. Pouls filiforme; température 39° 5. La langue est rouge et sèche, il y a de la constipation. La péritonite fait des progrès rapides.

15. — Délire; météorisme énorme; pouls misérable. Mort dans la soirée.

Autopsie. — L'abdomen offre une *péritonite généralisee*

Le grand épiploon infiltré de pus recouvre les anses intestinales, qui sont très hyperhémiées, faiblement adhérentes
entre elles, et recouvertes de tractus fibrineux.

Dans la poitrine, la cavité pleurale gauche est pleine de
de liquide séro-fibrineux, évalué à deux litres environ, avec
flocons abondants. Adhérences pleurales au niveau de la
région diaphragmatique. La plèvre viscérale est recouverte
d'une épaisse couche de fibrine qui, détachée, laisse voir des
petits bourgeons vasculaires.

Du côté droit, il existe quelques adhérences entre la base
pulmonaire et le diaphragme. Le poumon est congestionné.
Il n'y a rien dans les plèvres.

OBSERVATION II — Péritonite et pleurésie aïgues
consécutives a une épididymite blennorrhagique (Péter)

Louis N. âgé de 16 ans, entre à l'hôpital le 4 juin 1856,
avec une blennorrhagie datant de 14 jours, et une épididymite de 5 jours. La résolution semblait devoir se faire,
lorsque le 13 juin le malade éprouve des frissons, des douleurs abdominales intenses, des nausées, des vomissements
continuels.

Cet état se maintient toute la journée du 14 juin; on
croit d'abord à une fièvre éruptive et on fait passer le malade
dans un service de médecine. Le 15, les symptômes de la
péritonite s'accentuent : douleurs abdominales très vives,
faciès grippé, vomissement fréquents, dyspnée, respiration 35,
pulsations (105).

Le testicule gauche et l'épididyme forment une tumeur du
volume d'un petit œuf de poule. L'épididyme induré n'est
pas très douleureux au toucher. Pas d'épanchement dans la
tunique vaginale. Rien dans le cordon.

18 — Délire léger le matin, même état général mauvais.
Ventre très douloureux mais peu ballonné. Une douleur
vive s'annonce dans le côté gauche du thorax; pas de matité

appréciable de ce côté. Dyspnée intense : 40 insp. On soupçonne une pleurésie diaphragmatique.

20 — Délire, Température élevée, face grippée, mort dans la soirée.

Autopsie — Péritonite généralisée avec épanchement séro-fibineux. Lésions inflammatoires dans les voies sperma-tiques gauches : l'épididyme est induré, le cordon funi-culaire rouge ; la vésicule séminale gauche injectée, contient une très petite quantité d'un liquide séro-purulent. A son niveau le péritoine est plus rouge que partout ailleurs.

Pleurésie diaphragmatique double, marquée surtout à gauche. Membranes très vasculaires reliant le poumon à la plèvre diaphragmatique et plus marquées à gauche. Des fausses membranes assez épaisses, en partie vascularisées même, se montrent sur les point correspondants du *péritoine diaphragmatique.*

OBSERVATION III. — PÉRITONITE LOCALISÉE A LA RÉGION ÉPIGASTRIQUE ET CONSÉCUTIVE A UNE PLEURÉSIE AIGUE. (Due à l'obligeance de M. Lépine).

Noulin Benoît, coffretier, âgé de 56 ans, entre à l'Hôtel-Dieu le 9 avril 1881. A toujours joui d'une bonne santé ; n'a pas eu la syphilis ; mais est alcoolique.

A sa rentrée, on constate que le ventre est tendu, doulou-reux à la pression, surtout à la région épigastrique et dans les hypochondres, qu'il a aussi un peu d'œdème des membres inférieurs. Le foie n'est pas gros.

Dans les poumons il y a quelques petits râles à gauche et une légère submatité aux deux bases, plus marquée à droite.

Véritable musée pathologique, cet homme présente en outre un athérome généralisé, une insuffisance aortique avec hypertrophie cardiaque, et un peu d'albumine dans les urines.

Ce malade était en traitement depuis un mois et demi dans les salles, son état était plutôt amélioré qu'aggravé, lorsque le 4 juin, à la suite d'une indigestion, dit-il, il est pris d'une crise d'étouffement allant jusqu'à l'orthopnée. On examine la poitrine et on trouve de la matité à la base gauche s'étendant sur le côté et en avant; la respiration est silencieuse au même point, et on ne perçoit que quelques râles métalliques avec un peu de souffle à l'expiration. Il existe du bruit skodique sous la clavicule gauche — On fait la thoracentèse et on retire environ un litre d'un liquide citrin, un peu coloré en rouge et riche en fibrine.

6 juin — Pouls 108. respirat. 40. La matité occupe un peu plus du tiers inférieur du poumon gauche. Respiration nulle à ce niveau ; ni souffle ni égophonie. Pas de vibrations thoraciques, quelques points douloureux.

7 — Pouls 88 : petit et régulier. Bruits du cœur assez clairs. Matité précordiale étendue et descendant vers la région épigastrique. L'impulsion du cœur est faible, mais augmente un peu quand le malade se penche en avant. Pas de frottement. Malgré l'étendue de la matité précordiale, M. Lépine rejette l'idée d'un épanchement péricardique, les bruits cardiaques n'étant pas sourds bien qu'un peu faibles. Mort par syncope dans la soirée.

Autopsie. — Le poumon gauche est très-affaissé sans infarctus. La plèvre gauche, tapissée de fausses membranes, contient plusieurs centaines de grammes de liquide coloré en rouge. Il en existe aussi quelques cuillerées dans le péricarde. La plèvre droite qui est saine en contient une assez grande quantité mais sans affaissement du poumon.

Dans l'abdomen on trouve une *périhépatite*, par propagation : adhérences diverses et épanchement d'une certaine quantité de liquide hémorrhagique, entre la face convexe du foie et le diaphragme. L'éstomac adhère aussi à la face inférieure du foie par plusieurs points de son étendue.

Rien d'anormal au foie. Reins un peu contractés. Cœur volumineux.

Intéressante déjà par la marche du processus pathologique, cette observation ne l'est pas moins aussi,
par la difficulté de diagnostic qu'engendre la complication, simulant assez bien un épanchement péricardique. Le cas suivant rapporté par Laporte dans sa
thèse (1869) peut avec utilité être rapproché de celui-ci.

OBSERVATION IV. — Péritonite circonscrite a l'hypochondre et au flanc droits, suite de pleurésie aigue.
(guérison)

D,.., 27 ans, domestique, né à Tarbes (Hautes-Pyrénées)
rentre à l'hôpital le 8 avril 1869. Santé excellente jusqu'ici et
aucun antécédent héréditaire. Il a été pris le 3 avril d'un
frisson violent et d'un point de côté à droite. A sa rentrée on
constate : température 39°, pouls 140, respiration 40, matité et
diminution des vibrations thoraciques en arrière à droite dans
les 2/3 inférieurs, souffle à partir de l'angle de l'omoplate,
quelques frottements au-dessus. Ces phénomènes existent
mais très-peu marqués à gauche. Respire par type costal supérieur. Douleurs très-vives dans les hypochondres ; probablement pleurésie diaphragmatique.

9 avril — Nausées et vomissements. Dyspnée plus intense.

10 — Mêmes symptômes, l'épanchement semble avoir un
peu diminué.

13 — Douleur subite dans tout l'hypochondre droit, vive,
très-exagérée par la pression et augmentant les jours suivants.

17 et 18 — Du côté droit apparaît peu à peu une saillie qui
grossit au point de simuler une tumeur. Cette tuméfaction a
une forme orbiculaire et atteint dans ses limites, d'un côté
l'épigastre, de l'autre le flanc droit. On constate par la palpation, une fluctuation des plus nettes dans toute l'étendue de la
tumeur.

Pour être aussi perceptible, cette dernière doit avoir pour

siège un espace limité entre la face inférieure du diaphragme et le foie.

Le lendemain la tuméfaction est plus nette encore; la matité commence au niveau du mamelon et descend jusqu'à quatre travers de doigt au-dessous des côtes. L'épanchement pleural a suivi une progression inverse, il a diminué ; il existe à la base un peu d'égophonie, mais surtout des frottements.

Trois à quatre jours après, la saillie commence à s'affaisser par résorption du liquide, la matité est moins étendue. Au bout de dix jours, à peine si on sent encore un peu de fluctuation au niveau du rebord des fausses-côtes, et le malade part pour la campagne, avec une matité dépassant d'un doigt ce rebord.

Le diagnostic de Gübler a été pleuro-pneumonie et péritonite sus-hépatique par propagation.

Signalons en terminant une observation, rapportée par Péter dans ses cliniques, relative à une pleurésie diaphragmatique due à l'extension d'une péritonite sus-hépatique, péritonite consécutive elle-même à plusieurs accès de coliques hépatiques.

De l'inflammation aiguë purulente propagée à travers le diaphragme

Lorsqu'à l'inflammation pure et simple, s'ajoute l'effet délétère d'un liquide purulent, les chances de propagation sont par là même accrues; surtout si l'action phlogogène ordinaire de ce liquide, se complique des propriétés septiques, virulentes, que communiquent parfois certains états généraux à leurs produits de sécrétion. Nous avons vu, ci-dessus, que les symptômes qui accompagnaient le processus inflammatoire aigu, étaient ordinairement intenses et très nets; dans la purulence la réaction inflammatoire semble devoir être encore plus énergique.

Villemin (1) a vu chez un soldat, la ponction d'une pleurésie simple à gauche, suivie le lendemain de tous les symptômes de la péritonite aiguë et de la mort à bref délai. A l'autopsie on trouva une pleurésie

(1) *Société médicale des hôpitaux*, 1873.

purulente gauche et une péritonite de même nature, mais celle-ci limitée au côté gauche de l'abdomen, probablement à cause de la rapidité de la mort.

Cuffer (1), rapporte le fait d'une péritonite purulente aiguë, consécutive au débridement d'un rétrécissement fibreux du rectum, et bientôt compliquée elle-même de pleurésie. La mort survint au bout de 8 jours. L'autopsie permit de constater une inflammation purulente du péritoine et des plèvres ; l'examen histologique prouva que l'extension du processus pathologique s'était effectuée par l'intermédiaire des lymphatiques de la région. On pourrait multiplier les exemples analogues : cas de Mariotte, Hérard, Lancereaux, etc...

Dernièrement un cas intéressant de propagation purulente de l'abdomen aux plèvres s'est produit au service de M. Lépine. Voici l'observation très résumée :

Le nommé M..., homme de 50 ans, présentait tous les signes rationnels du carcinome de l'estomac. Les derniers jours de sa vie il se plaint de vives douleurs de l'abdomen. Pas de vomissements ; dyspnée modérée.

Autopsie. — La cavité thoracique présente à droite une pleurésie purulente ; une quantité très-considérable de pus refoule le poumon contre la colonne vertébrale. A la coupe le poumon offre de l'œdème et de la congestion, on trouve à sa surface deux petits noyaux, cancéreux probablement, atteignant le volume d'une lentille.

A gauche pas d'épanchement ; le poumon emphysémateux présente aussi de la congestion et beaucoup d'œdème ; cœur légèrement hypertrophié. Rien aux orifices.

(1) *Bulletin de la Société anatomique,* 1874.

Cavité abdominale. — Péritonite fibrino-purulente; les intestins sont agglutinés. Quantité considérable de pus. Pas de tumeur. Estomac très dilaté : on remarque sur sa surface interne au niveau du cardia et de sa grande courbure, une tumeur cancéreuse, étendue en nappe, anfractueuse et très-ulcérée.

Rien au pylore. Foie de volume normal : une couche de pus existe entre sa surface convexe et le diaphragme.

Rien au reins.

Mais de toutes les lésions inflammatoires, celles qui naissent sous l'influence de l'état puerpéral sont les plus aptes, par les qualités spéciales des sécrétions qu'elles déterminent, à favoriser ce mouvement d'extension progressive du travail morbide.

M. Laroyenne a bien mis au jour cette influence, dans un mémoire publié en 1877. Il a établi que dans ces cas la propagation est non-seulement fréquente, mais qu'elle devient même la règle, puisqu'on la rencontre à peu près 9 fois sur 10 cas. Si le fait n'a pas été signalé plustôt, c'est dû tout simplement à ce que ces lésions diverses étaient considérées, comme la manifestation simultanée d'un état général plus ou moins grave.

C'est ainsi que Charrier, il y a une vingtaine d'années, observant une épidémie de fièvre puerpérale à la Maternité de Paris, et voyant la pleurésie coïncider souvent avec la péritonite, avait décrit une fièvre puerpérale à forme thoracique.

Une chose à remarquer dans ces propagations puerpérales, c'est l'acuïté du processus et la rapidité de sa marche. La péritonite éclate, trois ou quatre

jours après la plèvre se prend, et les symptômes généraux : angoisse, dyspnée extrême, etc... apparaissent avec toute l'intensité de la lésion locale.

A quelle cause la puerpéralité doit-elle son influence pernicieuse ? C'est surtout, avons-nous dit, aux
mauvaises qualités du pus ; mais il n'est pas douteux
que l'affaiblissement général ne constitue une réelle
prédisposition.

Nous nous sommes contenté, pour donner un
exemple du mode d'évolution de la maladie dans ces
cas, de prendre au hasard un ou deux faits parmi les
nombreuses observations de M. Laroyenne.

OBSERVATION I

Debrand, Joséphine âgée de 21 ans, primipare, de bonne
santé antérieure accouche le 11 décembre 1863 d'un enfant
bien portant. L'accouchement a été normal.

Dans la journée du 17 décembre survient un léger mouvement fébrile, et le 18, la malade qui paraît assez agitée,
se plaint d'un grand sentiment de faiblesse, d'une lassitude
considérable, de quelques douleurs de reins et de ventre,
celles-ci plus marquées à gauche. L'utérus dépasse le pubis
de 6 à 7 centimètres; il est douloureux à la pression. Ni
constipation ni diarrhée.

19—La nuit n'a pas été trop mauvaise. La malade se plaint
toujours de coliques et de céphalalgie, langue blanche,
bouche mauvaise, anorexie. Pas de frissons ni de vomissements. Rétention d'urine; utérus douloureux à la pression,
Matin pouls 96; tempér. 39° 4.

Le soir surviennent quelques douleurs thoraciques et une
sensation d'étouffement assez marquée. Pouls 132. temp.38°, 4.

20 — Temp. 40°, 8. Respiration 48. Le facies est altéré, la dyspnée très intense, les narines pulvérulentes, l'abdomen douloureux à la pression. Selles involontaires.

Soir : tension douloureuse à la région épigastrique, quelques nausées et vomissements, extrémités froides, on ne sent presque plus le pouls. Mort 10 h. du soir.

Autopsie — Dans l'abdomen signes de péritonite généralisée : épanchement ne dépassant pas 500 grammes, riche en flocons fibrineux, légèrement rougeâtre dans les hypochondres. Les anses intestinales agglutinées par de fausses membranes, adhèrent aussi à l'utérus et à la vessie. La séreuse est injectée vivement dans toute son étendue.

Pus dans le parenchyme utérin; exsudat fibrineux à sa surface; rien dans la cavité. Les ligaments larges son œdémateux, vascularisés et recouverts de pseudo-membranes.

La face inférieure du diaphragme est tapissée de fausses membranes, commençant à se vasculariser en certains points.

Dans les plèvres il existe de chaque côté un épanchement sanguinolent. Adhérences lamelleuses ou en forme de tractus des deux feuillets de la séreuse, marquées surtout aux bases. Quelques unes de ces adhérences offrent une vascularisation très-nette. Congestion des bases et des bords postérieurs des poumons.

OBSERVATION II
(Clinique obstétricale de la faculté)

La nommée Monnet Marie, âgée de 25 ans, ouvrière en soie, née à Jujurieux (Ain) a été accouchée deux fois déjà par le forceps.

Elle rentre de nouveau à la clinique le 7 avril 1881 au soir; le 8 elle accouche, après une application de forceps au détroit supérieur, d'un enfant bien portant, pesant 3 kil.

9 avril — Température M : 37° 4. Etat satisfaisant, pas de douleurs, utérus ferme et bien revenu. Soir temp. 39° 4. Elle éprouve un léger frisson.

10 — M. temps 39° 4; pouls 96. La malade se plaint de vives douleurs abdominales; la nuit a été bonne néanmoins. Pas de nouveaux frissons. Langue blanche; quelques nausées.

11 — M. temp. 39° 4; pouls 132. Respiration 48. Le ventre est douloureux à la pression, volumineux, météorisé. La respiration est gênée, vomissements bilieux verdâtres. Langue blanche et diarrhée. Soir temp. : 39° 5

12 — Etat général plus mauvais; dyspnée très-intense et vomissements

13 — Dépression considérable; ventre douloureux et ballonné. Les vomissements bilieux persistent. Langue fuligineuse. Extrémités froides.

Respiration difficile. Mort à 3 heures du soir.

AUTOPSIE. — A l'ouverture de l'abdomen, il s'écoule une assez grande quatité de liquide séro-purulent, mêlé de flocons jaunâtres et nombreux. Congestion marquée du péritoine, principalement du feuillet pariétal. Aucune adhérence n'existe encore, soit entre les deux feuillets, soit entre les circonvolutions intestinales.

L'inflammation péritonéale est plus marquée à la face inférieure du diaphragme et au niveau du foie.

Dans la poitrine et à droite : congestion de la base du poumon. Léger épanchement purulent dans la plèvre, vascularisée surtout dans sa portion diaphragmatique.

Ces mêmes lésions existent mais beaucoup moins marquées à gauche. L'utérus assez mal contracté, large de 17 centimètres à l'intérieur, contient une sanie rouge-jaunâtre, épaisse et fétide. Pus en abondance dans les ligaments larges.

Il peut arriver que ce soit la pleurésie qui ouvre la marche chez la femme en état de puerpéralité;

les mêmes phénomènes se produisent alors, mais en sens inverse.

Nous trouvons dans la thèse de Dubois (1876 P.), l'intéressante observation d'une pleurésie aigüe, survenue chez une femme enceinte de 7 mois. Cette pleurésie, accompagnée de phénomènes de réaction excessivement intenses se compliqua bientôt d'une péritonite suraiguë. Il s'ensuivit l'expulsion du fœtus et la mort de la mère après.

A l'autopsie, la plèvre gauche tapissée de fausses membranes, contenait un liquide séro-fibrineux; la droite et le péricarde un exsudat purulent. Le péritoine était rempli d'un liquide citrin, où nageaient de nombreuses fausses-membranes, et présentait tous les signes d'une inflammation aiguë.

Il est assez curieux de voir ici des liquides de composition si différente dans les diverses cavités séreuses alors que la purulence est la règle dans l'état puerpéral.

Péter (1) a publié un cas du même genre. La pleurésie était double aussi, mais son évolution avait été beaucoup plus lente.

(1) *Journal de médecine et de chirugie pratique.*

De l'extension du travail morbide dans la pleurésie et la péritonite tuberculeuses.

Jusqu'ici, qu'elle fût simple ou purulente, l'inflammation aiguë de la plèvre et du péritoine était le seul et véritable agent actif de la complication. Alors même qu'elle tenait d'une cause irritante spéciale, certains caractères spéciaux aussi, c'était toujours elle qui dominait et dirigeait le processus pathologique.

Nous allons voir, dans ce chapitre, un nouvel élément entrer en jeu, c'est le tubercule. L'inflammation ne fera pas défaut sans doute, mais son évolution sourde et chronique ne sera, le plus souvent, que consécutive. La séreuse malade tendra toujours à communiquer à sa voisine, une modification de même genre que celle qu'elle même a subie sous l'influence de la diathèse.

Quand on analyse les différentes observations (1) qui ont été publiées sur la péritonite ou sur la pleurésie tuberculeuses, l'extension du processus morbide tuberculeux, paraît se faire plus fréquemment du péritoine aux plèvres qu'en sens inverse. Cependant parmi les nombreuses observations recueillies par M. Perroud, c'est le contraire qui a lieu le plus souvent, la propagation des plèvres au péritoine est la règle générale.

Dans cette appréciation il faut évidemment se tenir en garde, contre le fait le plus ordinaire, de la poussée granuleuse simultanée dans les deux séreuses. Godélier, complétant la loi énoncée par Louis, avait dit avec raison : « quand il y a tuberculisation du péritoine, il y a aussi tuberculisation de l'une ou des deux plèvres. » Dans tous les cas, l'autopsie montre, à côté d'une lésion péritonéale, une altération de même genre dans les plèvres, ou tout au moins des adhérences diverses entre les deux feuillets de la séreuse.

Mais il n'est pas rare chez le malade de voir le travail morbide évoluer différemment, et cela d'une façon assez apparente. Chez un sujet atteint de péritonite tuberculeuse, surviendra, par exemple, après un temps plus ou moins long, une complication pleurale de même nature, à marche ascendante. A l'autopsie on trouvera une évolution d'âge différent dans les deux séreuses, et de plus une disposition spéciale des granulations ou tubercules à leur surface. Ces

(1) Thèses de G. Hermil, Petrasu, Hémey, etc... sur *Péritonite tuberculeuse.*

derniers se montreront, en effet, plus confluents et d'âge plus ancien dans la partie inférieure de la cavité pleurale, dans le sillon corto-diaphragmatique ; ils rayonneront de là, mais en se raréfiant vers tout le reste de la séreuse.

Ce phénomène n'est pas spécial à ce néoplasme, d'ailleurs, puisqu'on l'a observé aussi pour le cancer.

Il faut dans ces cas invoquer un autre mécanisme, à savoir : la propagation de proche en proche ou à distance, d'une altération développée primitivement dans un foyer unique. Les travaux de Virchow, Villemin, Lépine, Charcot, etc... ont établi que le tubercule, le cancer des plèvres, affections le plus souvent secondaires, résultaient habituellement d'une infection de voisinage, dont le système lymphatique serait la voie de transmission la plus fréquente. Suivant toutes probabilités, c'est d'une façon analogue que se propagent les lésions des plèvres au péritoine ou inversement. C'est d'ailleurs ce qui fera l'objet un chapitre ultérieur.

OBSERVATION I.

PROPAGATIOF TUBERCULEUSE DU PÉRITOINE AUX PLÈVRES.
(Personnelle)

La nommée Guignet (Anna), née à Lyon, âgée de 3 ans, entre à l'hôpital de la Charité le 30 mai 1881 (salle Saint-Ferdinand).

Cette enfant porte un léger chapelet thoracique et n'a pas été vaccinée.

Elle tousse depuis six mois et a beaucoup maigri.

A sa rentrée on constate : pas d'appétit, vomissements fréquents, alternatives de diarrhée ou de constipation. Le ventre est très développé, dur, sonore en certains points, mat dans d'autres et légèrement douloureux à la pression. Il n'y a pas de sensation de flot.

On trouve dans la poitrine : submatité au sommet gauche, en arrière dans la fosse sus-épineuse et en avant sous la clavicule gauche ; rien aux deux bases ; respiration normale partout. Rien au cœur. Léger mouvement subfébrile.

1er juin. — Ventre dur ; un peu de diarrhée ; appétit assez bon.

4. — Ventre très douloureux, encore plus dur, ballonné. Léger mouvement fébrile. 3 à 4 selles par jour. Rien dans la poitrine.

11. — Le marasme augmente ; œdème des membres inférieurs. Même état du ventre ; un peu de diarrhée ; fièvre légère. Rien aux poumons et pas de vomissements.

14. — Diarrhée intense ; ventre très ballonné et bien douloureux. Dilatation des veines superficielles. Mouvement fébrile. Marasme continue.

16. — Vomissements alimentaires. Toux très légère. On la vaccine de nouveau.

20. — Vaccin n'a pas pris. Œdème assez prononcé des membres inférieurs. Vomissements et diarrhée.

25. — Affaiblissement très prononcé ; urines légèrement albumineuses ; ventre très tendu mais moins douloureux.

S'éteint le 28 juin dans le marasme.

Autopsie. — A l'ouverture de l'*abdomen* il ne s'écoule aucun liquide. Les intestins sont agglutinés en une seule masse, très adhérente en certains points aux parois abdominales ; vers la région épigastrique il est impossible de séparer le péritoine pariétal des viscères qu'il recouvre. Des tubercules, des véritables masses caséuses se montrent au milieu de ces adhérences. Le péritoine diaphragmatique est épaissi et vascularisé, faiblement adhérent à l'estomac et à la rate ; il présente un grand nombre de tubercules et des petits amas caséeux (de 1 à 2 centim.) très inégalement distribués.

Cavité thoracique. — A gauche la face supérieure du diaphragme présente une véritable confluence de granulations
miliaires, à période de développement certainement moins
avancée que les granulations analogues de l'abdomen. Les
granulations sont aussi très abondantes dans le sillon costo-
diaphragmatique, mais diminuent de nombre et de volume à
mesure qu'on s'élève dans la cavité, et vers le tiers supérieur
on n'en voit plus du tout.

Le poumon gauche adhère faiblement au diaphragme par
sa base, mais la plèvre viscérale ne présente à ce niveau que
de très rares granulations, correspondantes à des granulations
du feuillet diaphragmatique.

Cette base sectionnée paraît complètement dépourvue de
tubercules; le sommet est rempli d'un magma caséeux.

A droite, rien d'anormal ni dans le poumon, ni dans la
plèvre; la face supérieure du diaphragme paraît seulement un
peu vascularisée.

A part cette propagation dans la plèvre gauche,
cette observation est intéressante à deux autres
points de vue: d'abord à cause du silence complet
qu'a gardé la lésion sur le vivant, et ensuite par
l'intégrité de la plèvre et du poumon droit. On peut
expliquer ce fait par une coque épaisse et résistante
qui reliait le foie au diaphragme, enveloppe à peu près
dépourvue de tubercules. Cette condensation fibreuse
aurait opposé une véritable barrière au passage des
éléments infectieux.

OBSERVATION II. — Péritonite tuberculeuse
suite de tubercules dans la poitrine (Personnelle).

Chaze, Jeanne, née à Lyon, agée de 5 ans et 4 mois, entre
à l'hôpital de la Charité le 16 juin 1881 (salle St-Ferdinand)

Le début de sa maladie remonte à 5 mois : toux presque continuelle, expectoration purulente, sanguinolente même sueurs nocturnes à plusieurs reprises, et anasarque qui maintenant a disparu; l'amaigrissement a été rapide.

Assez longtemps après sont survenues des douleurs de ventre et une augmentation de volume de ce dernier.

Actuellement, la percussion donne de la submatité aux deux sommets, en avant et en arrière, et un peu de submatité aussi à la base gauche. A l'auscultation on entend de nombreux râles muqueux à droite avec respiration soufflante; à gauche du souffle amphorique dans la moitié supérieure du poumon avec retentissement de la voix.

Le ventre est dur, tendu, douloureux à la pression.

La fièvre est assez intense; le pouls rapide, la soif vive et la langue bonne. Rien au cœur.

20 juin. — Diarrhée; matité relative dans tout le poumon gauche, et souffle dans toute son étendue, mais plus prononcé au sommet. Quelques râles à timbre métallique. Fièvre et oppression médiocres. Cachexie assez prononcée. Urines légèrement albumineuses.

22 juin. — Pouls très rapide, dépression considérable et mort.

Autopsie. — Un liquide citrin assez abondant s'écoule à l'ouverture de l'abdomen. Quelques fines granulations miliaires sont disséminées à la surface de l'épiploon et des intestins; celles-ci sont un peu plus volumineuses. Pas d'adhérences entre les surfaces intestinales. La face concave du diaphragme est injectée et unie au foie et à la rate par des adhérences nombreuses. Les ganglions mésentériques sont volumineux.

Les poumons sont farcis de tubercules ramollis, et chacun de leurs sommets est creusé d'une caverne volumineuse. La base du poumon gauche, riche en petites cavernules, adhère intimement au diaphragme, au point qu'on la déchire si on veut la détacher. Le poumon droit est libre; quelques petits tubercules font saillie à sa base. Sur le feuillet diaphragmatique de la plèvre, libre aussi, s'étalent plusieurs groupes de granulations miliaires plus abondantes au niveau du centre phrénique, et exactement opposés aux tubercules de la base du poumon.

Il existe à la surface du foie et de la rate, des granulations très fines et en grand nombre.

OBSERVATION III. — Pleurésie tuberculeuse gauche.
Propagation du processus au péritoine par le flanc gauche
(Perroud)

Chevillot Benoîte, née à Mourieux (Ain), entre à l'hôpital de la Charité le 14 avril 1877.

Cette fille, quoique d'apparence assez robuste, n'a pas été réglée encore. Elle était bergère et couchait autrefois sur la terre humide; des douleurs rhumatismales survinrent dans la jambe gauche, douleurs qui disparurent six mois après, pour faire place à une névralgie intercostale qu'elle garda cinq mois. Depuis trois semaines cette névralgie s'est portée au côté gauche.

Aujourd'hui la malade se plaint d'une douleur violente dans le côté gauche siégeant au niveau de la 10e et 11e côtes. La respiration est incomplète, précipitée; les pulsations fréquentes. Rien au poumon, rien au cœur, pas de fièvre.

23 avril. — Point de côté persiste. Submatité relative douteuse à la base gauche; souffle bronchique et égophonie vers la partie moyenne du même côté. Pouls régulier et normal.

24. — Pas de fièvre, toux sèche et très-légère. Souffle à la partie moyenne et en arrière du poumon gauche; rales fins et secs à la partie postérieure des deux bases, et en ce même point submatité légère marquée surtout à droite. Pas de sonorité skodique, ni de souffle sous les clavicules. Rien au cœur. Respiration type costal, un peu précipitée et incomplète.

25. — Un peu de fièvre. Douleurs de côté moins vives

Souffle à l'expiration dans le 1/3 inférieur du poumon gauche, à droite même état que la veille.

26. — Un peu de diarrhée; le souffle du côté gauche a diminué d'intensité, et s'est bien limité; respiration à peu près normale à droite. Petite toux sèche, pas de fièvre.

27. — Le souffle qui existait à l'angle de l'omoplate gauche a disparu; la respiration est libre et sans râles aux mêmes points; à la base, près de la colonne vertébrale, le souffle persiste voilé; sur le bord axillaire matité et diminution du murmure vésiculaire. Rien à droite. Fièvre légère.

30. — Persistance de la submatité aux deux bases. Le murmure vésiculaire est normal partout.

1ʳ Mai. — Mouvement fébrile assez prononcé. Un peu de dyspnée. Submatité et quelques petits craquements à la base gauche et en arrière.

7. — Abattement. Persistance du point thoracique latéral gauche avec matité et diminution des vibrations thoraciques dans le 1/5 inférieur du même côté, sans signes stéthoscopiques. Le ventre est un peu dur, légèrement ballonné et douloureux à la pression. 3 à 4 selles par jour. Respirat. type costal.

15. — La malade s'amaigrit. Elle se plaint plus particulièrement depuis quelques jours de douleurs de ventre. Ce dernier est arrondi, douloureux à la pression dans toute son étendue; on sent par la palpation un empâtement général qui empêche de déprimer les parois; il existe de la matité dans toute son étendue, excepté au niveau de la région épigastrique, cette matité ne se déplace pas par le décubitus latéral. Quelques douleurs lombaires.

20 juin. — Ventre toujours volumineux, tendu et douloureux; la paroi antérieure glisse difficilement sur les organes sous-jacents; douleurs vives et spontanées dans l'hypochondre gauche. Selles normales. Pas de vomissements. Diminution du murmure vésiculaire à la base gauche sans matité bien marquée. Pas de toux. Amaigrissement.

23. — Même état du ventre avec douleurs localisées dans

l'hypochondre gauche. Ni fièvre, ni oppression. Toux très légère. Submatité et un peu de douleur à la base en arrière du poumon gauche.

29. — Vive douleur depuis hier dans la moitié gauche du thorax avec oppression. L'auscultation du poumon est normale. Ventre toujours tendu, mais moins douloureux; la diarrhée a disparu.

7 juillet. — Grande maigreur; la douleur intercostale a disparu depuis deux jours, douleurs dans la fosse iliaque droite. Ni toux, ni expectoration. Ventre toujours tendu, douloureux à la pression et spontanément. La paroi abdominale ne glisse plus sur les intestins. Respiration accélérée et à type costal. Submatité à la base gauche avec diminution du murmure vésiculaire. Anoréxie. 2 ou 3 selles diarrhéiques et quelques vomissements.

13. — La diarrhée a augmenté; le ventre est plus ballonné et plus douloureux. Vomissements fréquents. Rien dans les poumons; pas de toux. Peau chaude. Pouls fréquent (104 puls.) respir. 48. Langue rouge; dépression profonde.

Autopsie. — Perforation pulmonaire gauche ayant passé sans signes évidents. Quelques nodules caséeux vers le sommet du poumon. Adhérences intimes des bases pulmonaires avec le diaphragme; des tubercules nombreux sont répandus dans ces adhérences.

La face inférieure du diaphragme est adhérente aux viscères abdominaux; des granulations nombreuses se montrent à ce niveau et dans tout le reste de l'abdomen.

OBSERVATION IV.— Pleurésie tuberculeuse suivie d'une éruption de granulations sur le péritoine diaphragmatique (Perroud)

Est amenée à l'hôpital le 23 janvier 1877, la nommée Grange Marie, âgée de 6 ans et née à Lyon. L'année précédente elle a déjà été soignée dans la salle pour une pleuro-pneumonie du côté droit. Sortie guérie, elle s'est remise à tousser quelque temps après. Depuis son état est allé s'aggravant.

Actuellement elle a une toux grasse, accompagnée d'un peu d'expectoration, et des douleurs abdominales au pourtour des insertions du diaphragme.

A la poitrine la sonorité est normale ; on entend de nombreux râles sibilants et muqueux disséminés dans les deux poumons ; la respiration est un peu plus obscure à la base droite qu'à gauche. Aucun signe de retrait thoracique. L'appétit est conservé, la peau chaude; sueurs la nuit.

25. — Fièvre vespérale accompagnée de sueurs abondantes; rémission matinale marquée. Râles muqueux prédominants dans le côté droit (ancienne pneumonie).

2. février — Accès fébriles persistent, mais sont irréguliers et arrivent tantôt le matin, tantôt le soir ; moins de râles muqueux.

3 — Submatité au côté droit et en arrière avec obscurité de la respiration et quelques râles muqueux. Accès fébriles de même intensité.

14. — Fièvre continue avec remittences irrégulières. Langue bonne ; toux médiocre. Un peu d'oppression et d'abattement. Submatité très légère sous la clavicule gauche sans souffle.

3 mars. — Etat général meilleur. Fièvre presque nulle et sans sueurs.

19. — Etat général bon. Un peu d'aplatissement sous-claviculaire droit avec submatité et souffle marqué surtout à l'expiration. Toux grasse. Encore un peu de fièvre. La gaité est revenue depuis quelques jours.

9 avril. — Etat général satisfaisant. Lèvres un peu ulcérées.

11. — Recrudescence fébrile : pouls 120, resp. 40. Matité très prononcée dans les 2/5 inférieurs du poumon gauche, accompagnée d'un peu de voussure thoracique. Quelques rales muqueux dans tout le côté gauche; respiration normale ailleurs.

27. — Pouls 124. Gonflemeut parotidien du côté droit. La

matité existe encore au 1/3 inférieur du côté gauche, avec
souffle vers la partie moyenne du poumon. Râles muqueux
disséminées dans le poumon droit avec souffle au sommet. Léger mouvement fébrile.

2 mai.— Le gonflement parotidien a disparu.Toux coquelu-
choïde, submatité dans la moitié inférieure et en arrière du
côté droit; diminution du murmure vésiculaire sans souffle à
ce même niveau. Quelques râles sibilants et humides dans le
reste du poumon. Pouls 126, resp. 44. Vomissements après
toux.

4. — Le gonflement parotidien survient à gauche, avec un
léger mouvement fébrile.

8. — Matité à la base droite avec diminution du murmure
vésiculaire. Toux fréquente suivie de vomïssements; quelques crachats muco-purulents.Tempér. 39° 7 le matin et 39 4
le soir. L'engorgement parotidien diminue.

23. — Se manifeste une éruption rubéolique à couleur un
peu vineuse.

26. — L'éruption a disparu, la fièvre est tombée mais la
toux persiste. Submatité au sommet droit et râles humides
dans toute l'étendue de la poitrine, plus nombreux et plus
volumineux au sommet droit. Pas de souffle à la base droite.

7 juin. — Fièvre vespérale depuis 2 ou 3 jours. Dépression
générale.

20. — La malade s'affaiblit. Gros râles muqueux disséminés dans tout le poumon droit. Pas de matité marquée soit à
la base soit au sommet. Un peu de diarrhée et de toux.

24.— Marasme, fièvre hectique. Matité aux deux sommets
surtout à droite, et en arrière gros râles muqueux. Quelques
crachats muco-purulents; la langue est sèche; bouche remplie
de muguet.

La malade finit par mourir de cachexie le 4 juillet.

Autopsie. — Adhérences pleuréales tuberculeuses marquées
surtout à droite et au niveau du diaphragme; ganglions bronchiques caséïfiés. Enormes îlots caséeux dans les deux pou-

mons, surtout à droite où le sommet est converti en une vaste caverne.

Quelques granulations sur l'intestin grêle et sur le péritoine diaphragmatique; ce dernier est légèrement adhérent aux organes qui l'avoisinent et plus riche en granulations.

OBSERVATION V. — PLEURÉSIE TUBERCULEUSE SUIVIE DE PÉRITONITE LIMITÉE A L'HYPOCHONDRE DROIT (Perroud)

La nommée Mourier (Adèle), née à Lyon, âgée de 12 ans, dévideuse, entre à l'hôpital le 21 juillet 1877.

Vaccinée, non réglée, sans maladie antérieure, cette enfant est fatiguée depuis un mois. L'indisposition a commencé par des maux d'estomac survenant trois ou quatre fois par jour et aujourd'hui plus fréquents et revenant jusqu'à dix fois par jour. La malade n'a jamais vomi; pas d'appétit; ses digestions sont difficiles; sa miction et sa défécation normales.

Il existe une petite toux sèche et rare, de la matité sous la clavicule droite, accompagnée d'une respiration saccadée et de souffle; quelques craquements secs dans la fosse sus-épineuse du même côté; pas de fièvre.

18 août. — A part quelques vomissements survenus après les quintes de toux, l'état de la malade ne s'est pas aggravé.

12 septembre. — Elle paraît un peu engraissée. Matité relative au sommet droit avec un très léger aplatissement sous-claviculaire et un peu de souffle. Fièvre avec quelques sueurs nocturnes. Toux avec crachats jaunâtres.

15. — Point pleurétique droit depuis cette nuit. Matité dans la moitié intérieure du côté droit avec diminution considérable du murmure vésiculaire. Voussure et augmentation des espaces intercostaux. Sonorité skodique douteuse sous la clavicule droite. Fièvre plus intense; petite toux sèche.

27. — Un peu de diarrhée; léger ballonnement du ventre. La matité occupe les 3/4 inférieurs du côté droit; au même

point léger souffle voilé. Décubitus latéral droit habituel.
Fièvre et amaigrissement.

27. — Depuis trois jours mouvements choréiques dans le
côté droit; la matité thoracique occupe les 2/3 inférieurs du
même côté accompagnée toujours de voussure et de diminution du murmure vésiculaire; plus de souffle.

20 octobre. — Mêmes symptômes généraux. Les mouvements choréiques du bras droit ont presque disparu.

24. — Amaigrissement et pâleur des téguments. Un peu de
souffle et quelques râles humides au sommet droit. Matité et
diminution des vibrations thoraciques persistent à droite à la
base. Fièvre légère et sueurs nocturnes. Ni diarrhée, ni
vomissements, ni toux.

27. — Etat général moins mauvais. Presque plus de râles
dans la poitrine. Pas de souffle, mais simple diminution du
murmure vésiculaire à la base droite.

17 novembre. — Diarrhée depuis plusieurs jours; fièvre
médiocre; pâleur cachectique. Souffle et gargouillement sous
la clavicule droite avec submatité et léger aplatissement. En
arrière du poumon droit il existe de la matité, de la diminution du murmure vésiculaire, et du frottement au niveau de
l'omoplate.

Mort le 26 novembre dans le marasme.

Autopsie. — Les deux poumons sont très augmentés de
volume, énorme caverne au sommet droit, caverne plus petite
à gauche, et dans leur intérieur, îlots caséeux, en voie de ramollissement. Ganglions bronchiques caséeux.

Les deux plèvres présentent des adhérences diverses; la
droite est parsemée de tubercules jaunes, caséeux, et compte,
au niveau du diaphragme jusqu'à deux centimètres d'épaisseur.

Le péritoine diaphragmatique est adhérent au foie et ren-
ferme des granulations. Rien au cœur, foie très graisseux.

OBSERVATION VI. — Propagation tuberculeuse du
péritoine aux plèvres (Perroud)

Le 4 juillet 1877 entre à l'hôpital, la nommée Duc Faustina, née et demeurant à Lyon, âgée de 4 ans. Elle a été vaccinée ; sa santé a toujours été bonne, mais depuis deux mois se plaint d'une diarrhée abondante (jusqu'à 20 selles par jour), de coliques et d'inappétence. Elle tousse et a beaucoup maigri.

Actuellement : rien de net aux poumons, peu dè toux ; langue sèche et saburrale, anorexie, ventre volumineux et empâté, diarrhée très forte ; rien au cœur. Quelques marques de rachitisme.

5 juillet. — Cris méningitiques. Quelques vomissements bilieux. Plusieurs selles diarrhéïques.

6. — Pouls 108, respiration 40, régulière. Ventre ballonné et dur, très nombreuses selles diarrhéïques, pas de douleurs abdominales à la palpation et quelques vomissements bilieux. Langue blanche, taches méningitiques faciles, cris un peu moins fréquents. Prostration et somnolence. Pupilles régulières normalement dilatées.

9. — Etat comateux ; persistance des vomissements et de la diarrhée. Ballonnement du ventre. Dilatation plus considérable de la pupille gauche. Respiration régulière (35) ; pouls 128 régulier mais très petit. Les yeux sont convulsés sous les paupières à demi-fermées. Cris pendant la nuit ; connaît encore les personnes. Cyanose et refroidissement des extrémités. Mort à 10 heures du soir sans convulsions.

Autopsie. — Thrombose des veines du sinus longitudinal supérieur et des veines afférentes ; eau dans les ventricules ; congestion de la pie mère ; pas de tubercules, ni de méningite tuberculeuse.

Les ganglions bronchiques sont caséeux, surtout à droite, nodules caséeux dans les poumons, sommet droit creusé en caverne.

Les plèvres sont saines excepté au niveau du diaphragme, où elles présentent des tubercules et de larges plaques caséeuses.

Les deux feuillets du péritoine sont intimément adhérents dans toute leur étendue ; de nombreuses masses caséeuses existent au niveau de ces adhérences.

Le foi est graisseux. Le rein et la rate n'ont pas de tubercules, mais tous ces organes sont noyés dans des adhérences en partie caséeuses. Le bord libre des mitrales est bordé de nodules rouges sans insuffisance.

OBSERVATION VII. — Péritonite tuberculeuse
propagée aux plèvres (*Perroud*)

Louchaud, Marie, né à Lyon, âgée de 7 ans, entre à l'hôpital le 14 mars 1877. Depuis deux mois, cette enfant se plaint de douleurs de ventre; elle n'a pas d'appétit et a un peu maigri.

Actuellement : le ventre est tendu, ballonné, douloureux; la peau abdominale fait corps avec la masse intestinale; nombreuses et grosses veines sous-cutanées très apparentes; l'ombilic n'est pas déformé.

On trouve de la sonorité sur toute la surface de l'abdomen, excepté cependant au-dessus du pubis; il ne paraît pas y avoir d'ascite, la région lombaire étant sonore des deux côtés; pas de points mats limités, fièvre légère.

Ces derniers jours, la malade a eu quelques vomissements; la constipation est opiniâtre; la toux sèche et très légère; à la percussion légère submatité au sommet gauche, rien à l'auscultation. Cœur normal.

26 mars. — Abattement et fièvre. Le ventre est toujours gros, mais moins volumineux. Rien à l'auscultation des poumons. L'amaigrissement se prononce tous les jours.

9 avril. — Même état général. Il est survenu un peu de diarrhée; le ventre est médiocrement douloureux.

11. — Quelques vomissements hier; fièvre un peu plus accentuée.

14. — Fièvre plus intense, peau sèche et rude. Ventre ballonné et toujours sans ascite; persistance de la diarrhée. Rien à la percussion et à l'auscultation des poumons.

24. — Grande maigreur, fièvre et peau sèche. Le ventre est un peu plus dur et empâté mais sans liquide; la paroi abdominale ne glisse en aucun point sur les intestins; matité très irrégulièrement distribuée. La poitrine paraît toujours saine.

28. — Même état général; vomissements alimentaires

8 mai. — Cachexie. La diarrhée persiste; ventre gros, douloureux et empâté. Pouls normal. Meurt le 18 mai dans le marasme et rien dans la poitrine.

Autopsie. — Cavité péritonéale complétement effacée par l'adhérence des deux parois; nombreuses plaques et îlots caséeux au sein de ces adhérences; ganglions mésentériques dégénérés. Les reins, le foie, la rate sont noyés au milieu des adhérences et des masses caséeuses.

Les plèvres diaphragmatiques présentent des houppes vasculaires parsemées de granulations, et adhérent aux bases pulmonaires correspondantes, surtout à droite. Du même côté existent des fausses-membranes assez épaisses et imprégnées de pus.

Le lobe inférieur du poumon droit, induré et caséeux, présente une perforation suivie de pneumothorax. Le lobe supérieur est atélectasié. Ces lésions sont passées tout à fait inaperçues.

Rien dans le poumon gauche.

OBSERVATION VIII. — Péritonite tuberculeuse avec extension dans les plèvres (Perroud)

Pichard Reine, née à Saint-Denis-de-Vaux (Loire), demeurant à Lyon depuis 18 mois, devideuse, entre à l'hôpital le 29 octobre 1876. Sa maladie a débuté il y a un mois par de la courbature, de la céphalalgie, de la fièvre; celle-ci est surtout marquée le soir. Depuis 8 jours elle a de violentes coliques, de la diarrhée et son ventre a grossi beaucoup.

Actuellement: facies amaigri, léger abattement; lèvres sèches et fendillées. Pas de toux, rien à l'auscultation.

L'abdomen est volumineux, très distendu par des gaz; pas de dilatation veineuse; un peu de diarrhée. Pouls rapide temp. 39° 5.

28 octobre. — Le ventre est médiocrement douloureux à la pression; la matité occupe irrégulièrement les parties déclives. La cicatrice ombilicale est un peu saillante, l'appétit assez bien conservé.

7 novembre. — Le ventre est toujours ballonné mais peu douloureux; il présente en divers point de son étendue de petites masses pâteuses. Pas de diarrhée; ombilic rouge et saillant.

10 — Selles diarrhéïques. Urines sans albumine avec zone noire très-foncée par acide nitrique.

15 — Ballonnement et diarrhée persistent; amaigrissement continue.

5 décembre. — Toujours un peu de fièvre et de diarrhée; le ventre est volumineux et douloureux à la pression; la paroi abdominale est peu mobile sur les intestins.

4 janvier. — L'état général s'est amélioré; plus de diarrhée ni de fièvre. Le ventre paraît un peu moins dur et un peu moins douloureux.

9 février. — La malade engraisse notablement. Apyrexie. Selles normales.

17 — Vomissements et céphalalgie hier au soir. Elle a eu un peu de fièvre ce matin; le pouls est à 115. Plaque érythémateuse périombilicale.

20 — Depuis quelques jours la malade se plaint de douleurs au-dessous du sein gauche. Le côté gauche semble un peu aplati et présente de la submatité, de la diminution du murmure vésiculaire et quelques craquements secs. L'éryhème du ventre a disparu. Peu de fièvre.

22. — La douleur du côté gauche et les signes sthéthoscopiques persistent.

6 mars. — Plus de diarrhée ni de fièvre. L'état général est

bon. Toujours submatité et diminution du murmure vésiculaire à gauche. Le ventre est moins douloureux.

12. — Depuis hier coliques et vomissements ressemblant presque à du pus ; léger mouvement fébrile.

13. — Vomissements bilieux. Le ventre est plus douloureux, la respiration accélérée. — Fièvre assez vive ; face rouge et abattue. Pas de facies grippé.

14. — Vomissements et diarrhée ont cessé ; le ventre paraît un peu moins douloureux ; figure vultueuse, céphalalgie, langue blanche, fièvre légère.

16. — Température normale. Etat général bien meilleur.

21. — Ce matin, sans cause connue, violentes coliques plus marquées dans le flanc droit, sans vomissements. Fièvre, peau sèche et chaude. Sueurs abondantes.

22. — Vomissements alimentaires. Plus de fièvre. Constipation. Nouveaux vomissements d'aspect purulent dans la soirée ; le ventre présente un point douloureux au-dessus et en dehors de l'ombilie. Anorexie.

6 avril. — Depuis deux ou trois jours le ventre est plus ballonné et plus douloureux ; cette nuit sont survenus : vives coliques, nausées et vomissements. Pas de diarrhée. Très légère submatité à gauche. Rien à l'auscultation.

25. — Même état du ventre ; les coliques ont cessé ; matité irrégulière ; adhérence de la paroi antérieure à la masse intestinale.

5 mai. — Vives coliques localisées dans le flanc gauche ; ni vomissement, ni diarrhée, ni fièvre.

10. — Douleurs persistent, un peu de fièvre. Rien à la percussion ni à l'auscultation de la poitrine, malgré l'aplatissement en arrière du côté gauche. Pâleur des téguments.

16. — Diarrhée et vives douleurs abdominales depuis ce matin ; pas de vomissements.

26. — Persistance de la diarrhée et des coliques ; sueurs la nuit.

5 juin — Même état général. Léger œdème malleolaire ; un peu de recrudescence dans la diarrhée et les coliques.

12. — Ventre volumineux et très douloureux à la pression, amaigrissement considérable et sueurs nocturnes abondantes.

La malade s'éteint le 13 dans le marasme le plus profond.

Autopsie — Symphyse péritonéale complète ; nombreux nodules caséeux au milieu des adhérences des deux feuillets de la séreuse ;

Plusieurs cavernules pleines de pus sanieux, et dont quelques-unes communiquent avec l'intestin perforé. Les viscères abdominaux perdus au milieu de ces adhérences, ne présentent pas de granulations appréciables.

Les plèvres diaphragmatiques surtout à gauche sont vascularisées et présentent tous les signes d'une inflammation récente. Elles adhèrent en partie au feuillet qui revêt la base du poumon ; ce dernier est vascularisé aussi. Des granulations en assez grande quantité sont répandues au milieu de ces adhérences et sur les plèvres diaphragmatiques. Rien dans le reste de la poitrine.

OBSERVATION IX. — PROPAGATION TUBERCULEUSE DU PÉRITOINE AUX PLÈVRES (Perroud)

Le 4 mai 1877, entre à l'hôpital la nommé Descombes Jeanne, âgée de 4 ans. Elle a eu la coqueluche il y a trois mois, et depuis elle a toujours été fatiguée par des coliques, de la diarrhée ; et quelquefois même des vomissements

Actuellement sa maigreur est assez grande, le ventre est très-ballonné, douloureux à la palpation et à la percussion qui est sonore partout. Il existe divers signes de rachitisme (épiphyses volumineuses, chapelet thoracique, etc...) Rien de particulier au cœur et aux poumons.

5 mai. — Pas de fièvre ; un peu de diarrhée, langue rouge, dépouillée de son épiderme. Le ventre est tendu, douloureux et très volumineux ; un peu de matité dans ses parties déclives. Pas de toux.

7. — Diarrhée très abondante ; état s'aggrave, presque cachectique.

11. — Même diarrhée, ventre très gros et avec ascite.

12. — Grand accablement ; fièvre ; ventre douloureux avec sensation de flot; diarrhée beaucoup moins abondante.

18. — Le marasme augmente. La peau est sèche et chaude. Œdème des extrémités. Incurvation rachitique prononcée. Quelques râles trachéaux; elle est dans la somnolence; figure squelétique. Mort le lendemain.

En somme, enfant rachitique arrivée au dernier degré de marasme.

Autopsie. — Signes de péritonite subaigüe avec exsudats liquides, adhérences multiples entre les deux feuillets du péritoine, limitant parfois de petites anfractuosités remplies de pus, et parsemées de nodules caséeux. La rate est farcie de granulations; le foie est graisseux; rares nodules jaunâtres dans les ganglions mésentériques.

Abondantes granulations jaunes sur les plèvres diaphragmatiques, surtout à droite; état caséeux du sommet droit avec adhérences. Rien dans le reste de la poitrine.

OBSERVATION X. — Péritonite tuberculeuse. Mort par complication de pleurésie diaphragmatique
(Thèse de Billiote, P. 1873)

Bordes Dominique, chaudronnier à l'Arsenal, entre à l'hôpital le 25 août 1869.

Cet homme dit ressentir depuis un an des douleurs vives dans le ventre, en même temps que des crampes très douloureuses dans les membres inférieurs, le droit surtout. Le ventre est ballonné, les flancs sont élargis par de l'ascite. La pression détermine de la douleur surtout dans les hypochondres ; le foie paraît un peu hypertrophié.

Le cœur et les poumons sont sains ; les urines ne contiennent pas d'albumine; constipation habituelle; pas de fièvre, inappétence. On croit à une cirrhose du foie commençante (cet homme a fait quelques excès), et pendant un mois on traite le malade par les drastiques et les diurétiques.

Il ne se produit aucun changement dans l'état général ni local jusqu'à la fin septembre. A ce moment les douleurs abdominales deviennent très-vives, la fièvre s'allume (bouillon et onguent mercuriel). Cet état aigu cesse au bout de quelques jours, mais l'ascite persiste et l'on perçoit des frottements très-manifestes dans les hypochondres et dans la région ombilicale.

Jusqu'à la fin novembre aucune aggravation dans l'état du malade ; les douleurs abdominales ont même à peu près complètement disparu, mais à partir du 29 novembre une fièvre ardente s'allume, la respiration devient fréquente et dyspnéïque ; le pouls bat 120 ; une toux presque incessante, un hoquet très-douloureux surviennent enfin et le malade s'affaisse rapidement et succombe le 4 décembre.

Autopsie.— Nombreuses adhérences pleurales diaphragmatiques parsemées de granulations ; la base du poumon droit présente les traces d'une pleurésie aiguë récente, le tissu du poumon est sain dans toute son étendue.

Cavité abdominale : le foie est rouge, hypertrophié ; il refoule en bas l'estomac et les intestins et dépasse l'hypochondre droit ; il adhère tellement au diaphragme qu'il ne peut être détaché sans déchirures.

Les intestins sont soudés en une seule masse, de couleur violacée et parsemés de granulations tuberculeuses.

2 ou 3 litres d'un liquide citrin sont renfermés dans les parties déclives. Rate et reins sont sains. Plusieurs ulcérations dans les côlons transverses.

Les phénomènes pathologiques observés dans ces divers exemples sont tout à fait analogues, en somme, à celui que nous voyons se produire dans le cas de propagation de la tuberculation de l'épididyme ou du

testicule à la prostate, par les lymphatiques du cordon
et que Wirchow a le premier signalé.

Tapret(1) cite une observation où l'extension du produit pathologique parti de l'épididyme, a gagné le péritoine d'abord et les plèvres ensuite. La voici résumée:

Roussi Jacques, gazier, âgé de 37 ans, entre le 26 dé-
cemble 1876 à l'hôpital. Il n'offre aucun antécédent héréditaire à signaler.

Au mois d'août de la même année (1876) après un excès de
fatigue, survient une orchite d'abord à droite seulement puis
à gauche. Il a été obligé de cesser, à cause de lassitude générale, tout travail vers la fin novembre. A ce moment il a
commencé à souffrir, le soir surtout, du bas ventre, et depuis
lors son abdomen a peu à peu augmenté de volume.

Ce malade a maigri beaucoup depuis le mois de février 1877 ; il s'est mis à tousser et à cracher; on entend des
craquements sous la clavicule droite et au même point
existe de la submatité. Il s'éteint vers la fin février 1877.

Autopsie — Les poumons se présentent farcis de granulations miliaires à évolution rapide ; des adhérences, marquées
surtout au niveau de la région diaphragmatique existent entre
les deux feuillets de la plèvre, assez riche elle aussi en granulation miliaires. Les granulations de la base du poumon
semblent plus grandes et d'âge plus avancé que celles du
sommet.

Les anses intestinales agglutinées présentent une quantité
innombrable de tubercules.

Les testicules atteints tous les deux par la tuberculisation
ne sont plus formés dans leur tiers supérieur que par une
masse blanche, caséeuse, très épaisse. L'épididyme est envahi
dans sa totalité.

La prostate contient aussi quelque petits amas caséeux, et
à son niveau le péritoine offre une vascularisation très prononcée en même temps que des tubercules volumineux,

(1) Thèse du doctorat, 1879,

Brouardel, dans sa thèse (1865), a cité aussi des faits, tendant à prouver la localisation primitive de la tuberculose, dans les organes génitaux internes de la femme. Il est possible qu'à un moment donné ces tubercules arrivent ainsi à manifester leur présence, par la généralisation plus ou moins rapide du produit morbide, comme dans les cas que nous venons de rapporter.

IV.

Pathogénie

Les faits cliniques, nous venons de le voir, prouvent nettement la possibilité d'extension à travers le diaphragme, d'une évolution pathologique, s'accomplissant dans le sein de l'une des deux séreuses avoisinantes. Quelle est la route suivie par le travail morbide dans sa propagation ? Quel est l'élément anatomique qui parait lui servir de fil conducteur ? C'est ce que nous allons examiner ici, nous éclairant pour cela des récents travaux d'histologie et d'anatomie pathologique, et réclamant aussi de la part de nos juges l'indulgence que mérite la difficulté du sujet.

Nous commencerons cette étude, par l'exposition de l'histologie normale des tissus où l'altération pathologique prend naissance,

Structure de la plèvre et du péritoine (1). — Insuf-
flant un jour un animal, l'immortel Bichat, avait vu le
gonflement ainsi produit, envahir de proche en proche
toute l'étendue du tissu cellulaire sous-cutané, et en
avait immédiatement conclu, que ce tissu était formé
d'immenses cellules, communiquant les unes avec les
autres d'un bout à l'autre du corps. Ces cellules, ne
sont autre chose que les vacuoles formées par les
faisceaux du tissu conjonctif diversement entrecroisés.

Bichat n'avait pu pénétrer plus à fond dans la
structure du tissu lamineux. Mais nous savons
actuellement que les travées limitant les grandes
alvéoles, ne sont pas pleines comme on le croyait
d'abord, mais creusées aussi de lacunes anastomosées, infiniment petites c'est-vrai, mais visibles
cependant à l'aide des puissants moyens d'investiga-
tion que nous possédons.

Ces petits espaces représentent les cellules étoilées
de Virchow, les canaux du suc de Recklinghausen;
Ranvier les décrit comme limités par les fibres conjonctives primitives et tapissés par un revètement
incomplet de cellules endothéliales. Dans ces dernières cavités, comme dans celles décrites par Bichat,
circule la lymphe que viennent ensuite puiser directement les capillaires lymphatiques accolés aux
trabécules de ces travées.

Détachons en un point du diaphragme, un lambeau des séreuses qui tapissent ce muscle, et nous
verrons que l'une des deux faces du lambeau est
irrégulière, tomenteuse, tandis que l'autre est lisse,

(1) Ranvier, *Histologie*, 1880. Farabeuf, *Structure des séreuses*, 1877.

polie, humide. La première, en effet, adhérente au diaphragme, est simplement formée par une lame du tissu conjonctif de Bichat. Comme lui elle comprend dans sa constitution, des fibres lamineuses enchevêtrés les unes avec les autres, tapissées par les cellules du tissu conjonctif de Ranvier; et en outre des fibres élastiques, flexueuses, anastomosées en un réseau délicat, se condensant parfois en une véritable membrane élastique sous-endothéliale (Hense). Ces fibres élastiques seraient surtout abondantes aux deux faces du centre phrénique. Un plasma remplit les mailles comprises entre les faisceaux connectifs et dans le plasma se meuvent à l'aide de pseudopodes les cellules lymphatiques. C'est ce tissu qui fixe la lame épithéliale aux couches sous-jacentes, par exemple au niveau du diaphragme, aux fibres striées ou aux faisceaux tendineux du muscle. Mais sur le centre phrénique, comme sur le foie et la rate, la couche profonde devient excessivement ténue et l'endothélium de la séreuse semble se fixer directement sur les faisceaux tendineux. D'après Bizzozéro ces derniers seraient seulement séparés de l'épitélium, par une sorte de basement-membrane, ou couche de tissu conjonctif modifié.

La face libre et polie de la séreuse est constituée par une lame épithéliale, qui seule en certains points représente la membrane, et qui n'est bien connue que depuis qu'on se sert pour son étude, de l'imprégnation au nitrate d'argent. Ce revêtement épithélial découvert par Valentin, (1837), est formé de cellules polygonales très aplaties (Epithelium lamellaire), provenant du feuillet moyen du blastoderme. Nous connaissons l'importance qu'attachait His à cette origine, et que Ranvier a établie comme peu fondée. Les noyaux et le protoplasma n'occupent qu'une portion de la petite plaque cellulaire et sont moulés sur la substance connective sous-jacente.

Cette sorte de mosaïque, formée par les cellules endothéliales du tissu séreux, n'est pas continue et régulière dans toute son étendue. En certain points, en effet, ces cellules se rangent en un certain nombre de rayons, convergeant tous vers un centre. Ce centre peut être tout simplement une cellule endothéliale ordinaire, mais le plus souvent ce point mérite d'attirer toute notre attention, par la disposition spéciale que prennent les éléments cellulaires à ce niveau. C'est là en effet, que Schweigger-Seidel, Dogiel ont placé les orifices spéciaux qui mettent en communication la cavité péritonéale avec les canaux lymphatiques de la séreuse et qu'ils ont appelés *stomates*.

Ces ouvertures que Robin nie encore, que Dyblowski, Klein, Ranvier ont décrites à nouveau, paraissent obturées à l'état normal par plusieurs petites cellules ou masses protoplasmiques, qui tombent ordinairement dans le courant de l'opération et laissent ainsi l'orifice béant. Les éléments épithéliaux qui les bordent sont allongés et se rétrécissent de plus en plus à mesure qu'ils approchent des stomates ; la trame des séreuses paraît présenter au-dessous une ouverture correspondante, cerclée de fibrilles conjonctives.

Ranvier décrit des stomates obturés par deux
cellules, remplissant l'office d'opercules mobiles.

Klein les classe en deux groupes. Dans le premier,
il décrit des ouvertures communiquant par l'intermédiaire d'un canal étroit, vertical, et tapissé par un
épithélium particulier, avec un vaisseau lymphatique
de la séreuse. Dans le second, des orifices entourés
de noyaux visibles et rassemblés en cercle des lamel-
les environnantes et conduisant dans un sinus superfi-
ciel séparé du lymphatique sous-jacent, par le simple
endothelium de ce vaisseau.

Le premier groupe correspond donc aux ouvertures, que Ranvier décrit comme établissant une communication, entre la cavité de la séreuse et les sinus
lymphatiques du centre phrénique. Ces pertuis que
Ranvier a appelés *puits lymphatiques*, sont bouchés
par un certain nombre de cellules endothéliales peu
volumineuses, faciles à écarter et formant là une sorte
de trappe. La paroi des canaux sous-jacents est tapissée par une rangée de petites cellules protoplasmiques, faisant l'office d'une muraille.

Il en résulte que les espaces limités par les faisceaux tendineux du centre phrénique, que les fentes
lymphatiques en un mot, communiquent d'une part
avec la cavité péritonéale par l'intermédiaire des
puits de Ranvier et de l'autre avec les conduits lymphatiques sous-pleuraux; dans l'intérieur de ces
fentes, comme aussi dans les mailles du fin tissu conjonctif sous-séreux, se meuvent en nombre plus ou
moins considérable de petites cellules qui ne sont
autres que les cellules lymphatiques.

Quoique les différents pertuis décrits ci-dessus possèdent une sorte de couvercle à leur orifice, cette obturation doit être bien factice à l'état normal, car Klein, Ranvier nous représentent ces cellules obtura- trices comme très faciles à déformer et à déplacer. Les particules liquides ou même solides, contenues dans les cavités des séreuses n'éprouveront donc aucune difficulté à franchir la barrière qui semble leur être opposée.

Le *lac lymphatique* de Ranvier est représenté par cet abondant reticulum conjonctival situé au-dessous du péritoine, au niveau des gros vaisseaux sanguins qui serpentent le centre phrénique.

Nous ne dirons rien des nerfs des séreuses encore assez peu connus. Les vaisseaux sanguins, après s'être ramifiés, anastomosés dans le tissu sous-séreux, pénètrent dans la trame de la séreuse, forment là un réseau capillaire à mailles fines, susceptibles de se dilater assez vite et de communiquer à la surface une teinte rouge plus ou moins marquée. Klein dit avoir rencontré assez souvent autour des vaisseaux san- guins une gaîne lymphatique analogue à celle qui existe autour des capillaires cérébraux.

Quant à l'*origine des lymphatiques* de ces tissus, elle se fait aussi bien, comme pour le reste du corps d'ail- leurs, dans les lacunes, les fines mailles du tissu con- jonctif sous-séreux, que dans la cavité elle-même de la séreuse. Presque partout ont été signalés des sto- mates : plèvres pariétales, centre phrénique, péritoine diaphragmatique, etc. Klein dit avoir réussi à faire pénétrer dans les lymphatiques un liquide tel que le

lait, l'huile colorée par l'aniline, et il ajoute que si
une hémorrhagie quelconque se produit dans la cavité
abdominale, les lymphathiques sous-séreux finissent
bientôt par être encombrés de globules rouges et
blancs. Schweigger-Seidel admet, faisant communiquer la cavité pleurale avec les lymphatiques sous-
pleuraux, des ouvertures qui deviendraient béantes
à chaque inspiration par distension de leurs bords.
Reicklingausen enfin nous a donné l'expérience la
plus probante, puisqu'il a pu suivre au niveau du
centre phrénique, la pénétration des particules solides
du lait, des globules, de la cavité abdominale dans
les fentes lymphatiques. Aussi bien « la communication physiologique avec les lymphatiques, des séreuses et des espaces lacunaires dépourvus d'épithélium, tant au point de la circulation des liquides, que
de celle des éléments figurés migrateurs, semble devoir devenir l'opinion générale. » (Farabeuf).

Absorption des séreuses.—Cette propriété d'absorber
les substances mise en contact avec leur cavité, ne fait
pas de doute pour les séreuses de premier ordre, telles
que la plèvre et le péritoine ; elle est assez énergique,
plus énergique même que la transsudation. Celle-ci,
en effet, dépend essentiellement du système sanguin,
où la tension plus forte est plus apte par cela même
à ce genre de fonctions. En outre les vaisseaux sanguins des séreuses ne sont pas assez rapprochés de
l'endothélium, relativement aux lymphatiques où d'ailleurs la tension assez faible semble faire appel aux
liquides qui baignent la surface des séreuses. Bien
plus, cette absorption à la surface des séreuses n'exige

même pas une tension égale à o ; c'est ainsi que la
cavité plevrale où la tendance au vide est permanente
est cependant celle qui absorbe le mieux.

Klein explique ce fait par la distension des stomates
qui s'entr'ouvriraient à chaque inspiration par le fait
de la distension des plèvres.

Les gaz injectés dans les séreuses disparaissent assez facilement, c'est ce qu'ont établi les expériences de
Fodéra, de Demarquay, de Davy. Les épanchements
d'air subiraient en s'absorbant une modification
analogue à celle qui résulte de l'acte respiratoire.
Les gaz auraient beaucoup moins d'affinité pour la
lymphe (Colin) que pour le sang, qui en est ainsi le
véritable élément absorbant.

Quant aux liquides, nous avons la preuve directe
du fait, dans la disparition rapide de ces épanchements séreux, énormes parfois ; Colin avait constaté
déjà la turgescence des voies lymphatiques correspondantes. L'injection de liquides divers est venue
confirmer le phénomène. Un litre d'eau pure mis
dans le péritoine d'un chien peut disparaître en une
heure (Béclard) ; l'absorption de la plèvre est plus
énergique encore (Haller, Flandrin). Si le liquide
tient en dissolution diverses substances soit colo-
rantes, soit vénéneuses, il disparaîtra avec tout autant
de facilité. Magendie, injectant de l'encre dans la
cavité pleurale a constaté qu'en moins d'une heure,
la plèvre, les muscles intercostaux, le cœur pouvaient
se colorer en noir ; tout le réseau lymphatique sous-
séreux a pu être ainsi injecté. La strychnine tue plus
rapidement mise dans la plèvre que dans le péritoine,

et plus rapidement aussi dans ce dernier que dans l'intestin. Il n'est pas jusqu'aux graisses émulsionnées qui ne puissent subir un certain degré d'absorption.

Que deviennent les liquides, contenant des corps figurés organiques en suspension globules, du sang, du pus, etc...? On avait cru jusque dans ces derniers temps que ces éléments devaient pour cela subir une désintégration, une fluidification assez complète. Depuis que les histologistes nous ont montré à la surface des séreuses des bouches absorbantes, des ouvertures ou factices ou réelles, mais toujours faciles à franchir, les lois de l'absorption se sont modifiées, et il n'y a pas de raison pour refuser le droit de passage aux corps figurés des humeurs organiques : globules de la lymphe, du sang, du pus. Déjà Hunter, Moscagni, dans leurs recherches sur les lymphatiques, rapportent une foule de cas où ils ont vu ces vaisseaux se remplir du lait injecté dans les cavités séreuses.

Propagation inflammatoire aiguë. Pathogénie. — Les travaux modernes nous représentent les séreuses, comme un véritable réseau de vaisseaux blancs, venant aboutir à un nombre incalculable de lacunes où circule librement la lymphe. Ces membranes sont soumises à des causes d'irritation multiples, et il est difficile de concevoir qu'une altération même légère de leur surface, laisse indemne le riche réseau creusé dans leur épaisseur. C'est ce que montre d'ailleurs l'examen histologique d'une séreuse enflammée : on trouve les vaisseaux lymphatiques augmentés de volume, sous forme de cylindres tortueux ou parfois sous forme de petites anfractuosités et renfermant une substance analogue à l'exsudat de la séreuse, soit de la fibrine englobant des leucocytes en quantité plus ou moins grande, soit du pus franc ; l'épithélium est le siège d'une prolifération active, la paroi tout entière est infiltrée d'éléments nouveaux.

Mais, chose plus intéressante encore, on a pu trouver le point de passage de l'élément inflammatoire de la superficie de la membrane à sa partie profonde (1). Wagner, Cornil et Ranvier ont suivi dans la pleurésie fibrineuse aiguë, les faisceaux fibrineux de la fausse-membrane jusque dans les lymphatiques superficiels du poumon. Klein aurait même vu les éléments fibrineux de la surface de la plèvre, pénétrer par les stomates jusque dans le réseau lymphatique qui se trouve au-dessous de l'épithélium.

Cette lymphangite à ses débuts ne reste pas toujours limitée, mais envahit parfois de proche en proche les vaisseaux avoisinants, car nous savons que les différents réseaux lymphatiques qui baignent nos viscères, et ceux de la poitrine et de l'abdomen peuvent compter parmi les plus riches, ont entre eux des anastomoses multiples, qui régularisent le cours de la lymphe, mais qui servent aussi de véhicule au germe morbide éclos dans le réseau voisin.

C'est ce qui se passe au niveau du diaphragme dans la propagation inflammatoire. Les deux séreuses peuvent bien se juxtaposer en certains points, par absence de quelques faisceaux musculaires, mais outre que le fait n'est pas constant, la juxtaposition est trop limitée

(1) RÉGIMBEAU, *thèse d'agrégation,* 1880.

pour expliquer tous les cas et surtout ceux de propagation rapide, suraiguë. Quant aux ouvertures creusées
dans le muscle, pour le passage de différents organes
elles sont trop adhérentes aux parois de ces derniers
pour faciliter en rien la communication. Il ne reste
donc que le réseau lymphatiqne qui baigne les fibres
musculaires, qui imprégne tout le centre phrénique,
qui puisse nous expliquer ce transport morbide rapide d'une séreuse à l'autre ; car le réseau sanguin
est bien moins riche, bien moins susceptible et enfin
moins bien disposé que le premier.

C'est d'ailleurs ce que Coyne avait histologique-
ment reconnu en 1874, et c'est ce que Troisier a con-
firmé plus tard pour les lacunes du centre phrémique.

Inflammation purulente. — Lorsqu'on injecte du
pus, même de bonne nature dans la cavité d'une séreuse, péritoine ou plèvre par exemple, il en résulte
une inflammation locale vive, accompagnée de phénomènes généraux plus ou moins graves. On a appelé
propriétés phlogogènes du pus celles en vertu. des-
quelles se produisent ces divers phénomènes.

Cette qualité, de cause complétement inconnu,
communique souvent aux phénomènes inflammatoires,
une acuïté spéciale et une tendance extensive plus
marquée que pour l'inflammation simple.

Les recherches intéressantes de Chauveau ont
établi que le sérum du pus absolument pur, c'est-à-
dire ne contenant aucun élément solide, n'a pas d'action phlogogène sensible, tandis que l'injection des
éléments du pus isolés du sérum, produit le même
effet phlogogène que le pus lui-même. C'est donc

aux éléments solides qu'il contient que le pus doit ses propriétés spéciales, propriétés qui varient avec l'intensité du processus inflammatoire, mais qui varient bien plus encore avec la nature du pus. Le pus virulent, par exemple, dont les propriétés physiques et chimiques ne différent pas de celles du pus inflammatoire simple, ordinaire, a des propriétés toutes particulières et entre autres celle de reproduire la manifestation de la maladie qui lui donne naissance. Le principe infectieux d'après Chauveau est la granulation moléculaire contenue dans le liquide purulent et plus spécialement fixée aux globules.

Les séreuses, avons-nous dit, absorbent facilement les substances liquides en contact avec leur surface, il en sera de même pour le sérum du pus. Mais les éléments figurés aussi peuvent être résorbés, par les ouvertures nombreuses ou stomates que les séreuses paraissent posséder à leur surface. Ces corpuscules viendront encombrer et altérer les lymphatiques sous-jacents, auxquels ils communiqueront leurs propriétés. Car c'est encore ce système que choisira pour son extension l'inflammation suppurative ; c'est ainsi que se fait la propagation des inflammations de l'utérus au péritoine, celle des poumons à la plèvre et enfin celles des plèvres au péritoine et réciproquement. Dans ces derniers cas l'examen histologique (Laroyenne, Coyne), a permis de constater une inflammation purulente des lymphatiques, établissant une communication entre les deux séreuses, leurs parois étaient épaissies et dans l'intérieur se trouvaient des caillots fibrino-purulents.

De la propagation tuberculeuse. — La cloison diaphragmatique ne joue donc pas, vis-à-vis des deux grandes cavités qu'elle sépare, le rôle de lame isolante ; qu'elle soit simple ou purulente, une inflammation pourra toujours passer au-delà.

Il s'agit de savoir si, avec une localisation primitive spécifique, cancéreuse ou tuberculeuse, les éléments pathologiques de ces néoplasmes peuvent transporter d'une façon analogue, l'évolution morbide hors du premier foyer et à une distance plus ou moins considérable.

Virchow, à propos du caractère infectieux des éléments du cancer, signale aussi la propagation possible à la prostate, par le cordon, des tubercules de l'épididyme et du testicule. Comme pour les tumeurs malignes, il arrive à admettre l'existence dans les productions tuberculeuses de matériaux susceptibles de se propager à distance et d'implanter là le germe morbide qu'ils ont puisé dans les premiers foyers d'infection.

Andral avait remarqué déjà que très souvent du pourtour d'une lésion tuberculeuse comme centre, partent des séries de granulations, en rapport manifeste parfois avec les lymphatiques du tissu malade ; et Cruveilher a pu suivre de la circonférence de larges plaques sous-séreuses, des lymphatiques tuberculeux s'étendant de proche en proche, jusqu'aux ganglions mésentériques.

Même phénomène a été signalé par Lépine (1),

(1) Archives de Physiologie, 1880.

pour les lymphatiques superficiels du poumon. Il a vu ces vaisseaux dont les parois étaient parsemées de granulations tuberculeuses, naître d'un foyer périphérique pour aboutir à un ganglion bronchique volumineux et caséux déjà dans presque toute son étendue. L'âge très différent des lésions tuberculeuses du vaisseau et du ganglion, montrait assez bien que ce n'était pas la paroi lymphatique qui, devenue tuberculeuse elle-même, transmettait de proche en proche la lésion, mais que c'était la lymphe même qui puisait dans le foyer primitif l'élément infectieux, pour le charrier ensuite jusqu'au ganglion plus susceptible que la paroi. Celle-ci ne devient malade qu'en second lieu. « Il n'est pas extraordinaire, ajoute Lépine, que les mêmes substances infectantes contenues dans la lymphe, versées à la surface d'une séreuse, contaminent cette surface » paroi lymphatique aussi.

Est-ce un phénomène analogue qui se produit au niveau du diaphragme dans les cas de pleurésie ou péritonite turberculeuses ? C'est à peu près certain, et l'étude de la propagation cancéreuse va nous faciliter peut-être celle du tubercule.

Coyne en 1874 faisait remarquer à propos de l'extension du cancer du péritoine aux plèvres, qu'il lui a toujours été permis de constater l'existence d'une lymphangite cancéreuse si la cause primordiale était spécifique. Dans les mêmes conditions, Troisier a vu les lymphatiques altérés et parsemés de plaques cancéreuse. Charcot et Debove ont constaté que l'extension du cancer du sein aux plèvres se faisait par l'intermédiaire des vaisseaux lymphatiques, et de

plus que la dégenérescence pouvait, à travers le diaphragme, s'étendre jusque sur la séreuse péritonéale :
avec une dégenérescence de la plèvre, ils ont trouvé
des productions cancéreuses à la face supérieure et
à la face inférieure du diaphragme formant là des
plaques aréolaires, disposées, anastomosées comme
les lymphatiques eux-mêmes, et l'examen microsco-
pique fit reconnaître une lymphangite cancéreuse.

Eu égard à l'analogie si grande et tant de fois cons-
tatée de ces deux lésions pathologiques, eu égard
aux phénomènes d'infection à distance, signalés par
divers auteurs pour les productions cancéreuses et
tuberculeuses, et enfin devant les nombreux cas nets
et probants fournis par la clinique, il est rationnel
d'admettre pour la tubercule comme pour le cancer,
une propagation possible d'une séreuse à l'autre à
travers le diaphragme.

D'ailleurs l'évolution du tubercule à la surface des
séreuses, telle que nous l'enseigne une théorie nouvelle, semble préciser davantage la question.

Pour Virchow, c'est le tissu cellulaire conjonctif
qui est pour tous les organes, le lieu de formation du
tubercule. Les cellules plasmatiques fournissent d'a-
près lui, par suite de l'accroissement et de la segmen-
tation de leurs noyaux, les noyaux qui vont devenir
les éléments des tubercules, et peut-être aussi le
moyen de propagation de ces derniers.

Pour Rindfleisch, élève de Virchow, comme pour
Ludwig Mayer, la granulation des séreuses se forme
aux dépens des cellules plates endothéliales, seul élé-

ment capable de former par prolifération les néoplasies inflammatoires.

La cellule lymphatique à la suite de la découverte de Conheim en 1867 sur la diapédèse, a pris peu à peu la place de la cellule plasmatique de Virchow. A part le rôle qu'elle joue dans la formation du pus et l'inflammation, le rôle que lui fait jouer Ziegler dans la formation du tissu conjonctif et vasculaire, la cellule lymphatique présiderait même d'après une théorie développée par Hippolyte Martin dans sa thèse, à l'évolution primordiale du tubercule.

Comme les plaques laiteuses physiologiques décrites par Ranvier dans l'épiploon, « la granulation tuberculeuse ne serait, à ses débuts, qu'une agglomération de cellules migratrices, sorties par diapédése du courant circulatoire, et réunies en un point pour y subir l'évolution pathologique qui caractérise le tubercule. » L'imprégnation au nitrate d'argent permet de voir la couche endothéliale intacte sur chaque face de la granulation. Cette agglomération de cellules se fait tantôt à distance d'un vaisseau sanguin en un point plus ou moins éloigné de celui-ci, tantôt à la périphérie même du vaisseau. Il est souvent possible de suivre, cheminant entre les deux feuillets endothéliaux de la séreuse, une traînée de cellules migratrices allant présider à l'évolution d'une granulation tuberculeuse. Ces cellules partent ordinairement d'un vaisseau sanguin, qui a subi lui-même probablement une influence diathésique spéciale. L'irritation morbide du petit néoplasme s'étend bientôt à la couche endothéliale et aux parois vasculaires, qui sont dès lors le siège d'une prolifération active.

Dans la séreuse altérée, se voient ainsi une foule de granulations analogues de o,1 à 1 et même 2^{mm}, nettement limitées parfois par les deux couches endothéliales.

La granulation tuberculeuse des séreuses, ainsi représentée, est intéressante surtout par son mode de propagation. On voit, en effet, des gros tubercule périvasculaires partir une traînée de cellules migratrices qui aboutissent à un amas tout jeune encore, et forment là une granulation nouvelle. Ces cellules représentent donc l'élément infectant, disséminant le long de la séreuse les granulations, comme les sème la lymphe le long de la paroi du canal lymphatique qui la contient. C'est d'ailleurs logique, puisque la séreuse représente par sa cavité un véritable sac lymphatique. Comme dans l'intérieur du vaisseau lymphatique, les éléments infectieux pourront se disséminer à la surface de la séreuse, et y distribuer en quelque sorte le germe morbide. C'est ainsi que Virchow avait signalé dans le cancer de l'estomac, des productions néoplasiques de même nature dans les culs-de-sac vésicaux.

Il est évident d'après cela que la paroi des séreuses ne sera plus un obstacle à la marche de ces éléments soit tuberculeux, soit cancéreux, et que, au niveau du diaphragme comme partout ailleurs ils pourront s'insinuer dans les ouvertures précédemment décrites, s'implanter dans le tissu de la séreuse, et rayonner de là par l'intermédiaire des lymphatiques du muscle, jusque dans la cavité lymphatique opposée.

Diagnostic

Est-il possible, d'après les signes fournis par le malade, de suivre l'extension graduelle du travail morbide intérieur ?

La difficulté peut être grande dans les formes tuberculeuses qui, avons-nous dit, sont le plus souvent chroniques ; mais il n'en est plus de même dans les formes aiguës. C'est avec une vivacité extraordinaire que se manifestera alors le travail de réaction du processus pathologique, ainsi qu'on le voit fréquemment dans les propagations effectuées sous l'influence de l'état puerpéral et quelquefois aussi dans l'inflammation aiguë simple. Et, en effet, une pleurésie, une péritonite aiguës ont ordinairement des symptômes définis, ne variant pour chaque lésion que dans de certaines limites et, ces limites franchies, d'autres phénomènes apparaissent en rapport avec le nouvel organe atteint.

Cependant, même dans ces cas aigus, la complication peut passer inaperçue et ne se révéler qu'à

l'autopsie ; sa lésion est ordinairement alors très limitée.

Les lésions chroniques tendront à imprimer ce caractère de chronicité à la lésion propagée. Le début
en sera par conséquent très lent, très insidieux ; il
faudra plusieurs jours, des semaines mêmes à la lésion
pour qu'elle arrive à se caractériser.

Un véritable état aigu peut cependant précéder
cette évolution chronique qui en sera un mode de ter-
minaison ; et ces deux variétés à aspect primitif si
différent, finiront par se confondre dans une symptô-
malotogie commune.

Il est à remarquer cependant que dans un grand
nombre de pleurésies, mais surtout de péritonites
chroniques, ne donnant lieu à aucune douleur spon-
tanée, on détermine par la percussion, même modérée des parties latérales, quelquefois postérieures du
thorax, au niveau des insertions costales du diaphragme, une douleur profonde accusée immédiatement par l'altération des traits du malade. Des nausées, des vomissements peuvent même suivre l'ébran-
lement ainsi produit, s'il a été un peu violent ou un
peu prolongé. Ces phénomènes sont probablement
en rapport avec le travail lent et continu qui se
passe au niveau des séreuses diaphragmatiques.

Nous signalerons enfin ces aggravations et amélio-
rations successives, observées si fréquemment dans
la pleurésie et la péritonite tuberculeuses, amenant
presque toujours dans les manifestations locales, les
mêmes variations en plus ou en moins que présente
l'état général.

CONCLUSIONS

Des différents faits que nous venons d'exposer et de discuter ci-dessus, il nous est
permis ce nous semble, de tirer les conclusions
suivantes :

1° L'inflammation aiguë simple, de la plèvre
ou du péritoine dans leur portion diaphragmatique, peut à travers la cloison musculaire
s'étendre jusque dans la séreuse opposée, et
déterminer là une altération de même genre
que celle qui évolue dans le foyer primitif.

2° Même complication est à craindre, et plus
souvent encore que dans le premier cas, pour
l'inflammation aiguë purulente.

3° Il est a peu près certain, que l'altération tuberculeuse de l'une des deux séreuses, peut, par une véritable contagion, provoquer l'évolution du même travail pathologique dans la séreuse avoisinante.

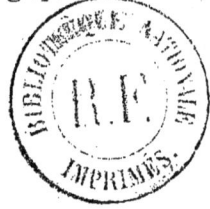

Lyon. Imp. A. WALTENER et Cie, rue Belle-Cordière, 14.

www.ingramcontent.com/pod-product-compliance
Lightning Source LLC
Chambersburg PA
CBHW050627210326
41521CB00008B/1419